Teilhabe braucht Rehabilitation

Bundesarbeitsgemeinschaft
für Rehabilitation e. V. (BAR)
(Hrsg.)

Teilhabe braucht Rehabilitation

Blicke zurück in die Zukunft

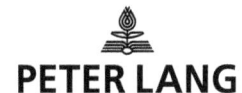

Bibliografische Information der Deutschen Nationalbibliothek
Die Deutsche Nationalbibliothek verzeichnet diese Publikation
in der Deutschen Nationalbibliografie; detaillierte bibliografische
Daten sind im Internet über http://dnb.d-nb.de abrufbar.

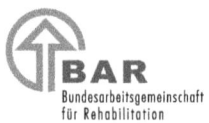

ISBN 978-3-631-80393-6 (Print)
E-ISBN 978-3-631-80401-8 (E-PDF)
E-ISBN 978-3-631-80402-5 (EPUB)
E-ISBN 978-3-631-80403-2 (MOBI)
DOI 10.3726/b16245

© Peter Lang GmbH
Internationaler Verlag der Wissenschaften
Berlin 2019
Alle Rechte vorbehalten.

Peter Lang – Berlin · Bern · Bruxelles · New York ·
Oxford · Warszawa · Wien

Das Werk einschließlich aller seiner Teile ist urheberrechtlich
geschützt. Jede Verwertung außerhalb der engen Grenzen des
Urheberrechtsgesetzes ist ohne Zustimmung des Verlages
unzulässig und strafbar. Das gilt insbesondere für
Vervielfältigungen, Übersetzungen, Mikroverfilmungen und die
Einspeicherung und Verarbeitung in elektronischen Systemen.

Diese Publikation wurde begutachtet.

www.peterlang.com

Inhalt

Einführung 11

Blicke auf die BAR 13

Prof. Dr. Dr. h. c. Heribert Prantl
50 Jahre BAR – eine Arbeitsgemeinschaft als Schicksalskorrektorat und
als ausführendes Organ des Artikels 1 Grundgesetz: Die Würde des
Menschen ist unantastbar 15

Dr. Rolf Schmachtenberg
Zur Jubiläumsveranstaltung der BAR am 19. Juni 2019 in Frankfurt am
Main 27

Prof. Dr. Helga Seel
Denken, planen und handeln im gegliederten Sozialleistungssystem –
Aufgaben und Selbstverständnis der BAR 31

Gesellschaftliche Entwicklungen 43

Prof. Dr. Joachim Breuer
Rehabilitation ist eine Investition in die Zukunft 45

Dr. Edlyn Höller
Bundesteilhabegesetz (BTHG) 2.0 – wie Digitalisierung das Leben
sozialer machen kann 47

Jürgen Hohnl
Vom Objekt der Fürsorge zum selbstbestimmten
Individuum: Gesellschaftlicher Wandel im Spiegel der Sprache 51

Eva Strobel
Folgen gesellschaftlicher Entwicklungen für die Bundesagentur für
Arbeit (BA) im Bereich der beruflichen Teilhabe 55

Jürgen Dusel
Demokratie braucht Inklusion 57

Alwin Baumann
Kinder- und Jugendrehabilitation – die BAR als Wegbereiterin einer
Qualitätsentwicklung und Vermittlerin unterschiedlicher Interessen 61

Dirk van den Heuvel
Demografischer Wandel und Reha vor Pflege – geriatriespezifische
Versorgungsbedarfe und -strukturen in Deutschland 65

Ulrich Adlhoch
Inklusionsbetriebe – gelebte soziale Marktwirtschaft auf dem ersten
Arbeitsmarkt 69

Olaf Guttzeit
Inklusion und Teilhabe – die Perspektive der Arbeitgeber 73

Annetraud Grote
Teilhabe am Beispiel des Inklusionsprojekts !nkA (2013 bis 2019) 77

Prof. Dr. Edwin Toepler
Der Zauberberg wäre nie geschrieben worden – drei Lehrsätze 81

Maren Müller-Erichsen
Menschen mit Behinderungen in der heutigen Gesellschaft 87

Prof. Dr. Wilfried Mau
Rehabilitation im Medizinstudium – Kompetenzsicherung zukünftiger
Ärztinnen und Ärzte für eine teilhabeorientierte medizinische Versorgung   91

Angelika von Schütz
Zugang zur Rehabilitation aus der ambulanten Versorgung: Auf dem
Weg zum Optimum 95

Veränderungen in der Sozialgesetzgebung 99

Dr. Thomas Stähler und Wofa Abdelkader
50 Jahre Reha-bezogene Sozialgesetzgebung 101

Karl Hermann Haack
Vom bürokratischen Sozialstaat zum sozialen Bürgerstaat – Versuch
einer Bestandsaufnahme 109

Prof. Dr. Harry Fuchs
Auf dem Weg zum Neunten Sozialgesetzbuch (SGB IX) 113

Prof. Dr. Felix Welti
Die BAR und die soziale Selbstverwaltung 119

Dr. Steffen Luik
Der Teilhabeplan als wichtiges Instrument effektiver
Verwaltungskooperation 123

Matthias Münning
Von der Sonderwelt zum selbstbestimmten Leben: Herausforderungen
der Eingliederungshilfe von 1947 bis 2027 127

Christoph Beyer
Vom Wächteramt zur Prävention – die Rolle der Integrationsämter/
Hauptfürsorgestellen von 1991 bis heute 131

Sven Busse
Rehabilitation als Säule des Sozialen Entschädigungsrechts – eine
Kurzbetrachtung 135

Rehabilitation und Teilhabe – Meilensteine 1969–2019 139

Aufgaben der Rehabilitationsträger und der BAR 145

Dr. Rolf Schmachtenberg
Trägerübergreifende Zusammenarbeit nach dem
Bundesteilhabegesetz – ein Zwischenstand aus Sicht des BMAS 147

Dr. Volker Hansen
Verbesserung der Reha-Prozesse im gegliederten Sozialleistungssystem 151

Bernd Giraud
Durch Wände gehen? Bewegungsmuster im Teilhabesystem 153

Prof. Dr. Katja Nebe
Neue Herausforderungen für die BAR und die
Lebensverlaufsperspektive im Rehabilitationsprozess 159

Adolf Bauer
Die BAR und die Sozialverbände – eine konstruktiv-kritische
Zusammenarbeit 163

Martin Litsch
Fünf Jahrzehnte Zusammenarbeit: BAR als „Denkfabrik" für
gemeinsame Lösungen 167

Dr. Michael Schubert
Selektive Schlaglichter der Standortbestimmung – ein kurzer Einwurf
von der Seitenlinie 169

Dr. Susanne Gebauer
Gemeinsame Anfänge – gemeinsame Etappen – gemeinsame
Herausforderungen 173

Brigitte Gross
Die Rolle und Bedeutung der Deutschen Rentenversicherung als
Rehabilitationsträger 179

Prof. Dr. Wolfgang Seger
Der Sachverständigenrat der Ärzteschaft der BAR – Wirkung nach
innen und außen 183

Barbara Vieweg
„Nichts über uns ohne uns" – Partizipation bei der BAR und mit der BAR ... 187

Dr. Stefan Schüring
Der leistende Reha-Träger als Agent 191

**Weiterentwicklung des gegliederten Sozialleistungssystems aus
trägerübergreifendem Blickwinkel** 197

Markus Hofmann
Die inklusive Gesellschaft erfordert Anpassungsleistung an die
Bedürfnisse behinderter Menschen! 199

Verena Bentele
Partizipation: Über uns nur mit uns! 203

Eckehard Linnemann
Reha ist die Gesundheitspolitik des 21. Jahrhunderts 207

Dr. Matthias Schmidt-Ohlemann
Aufsuchende Rehabilitation – Erfahrungen und Perspektiven aus
trägerübergreifender Sicht 211

Prof. Dr. Christian Rexrodt
Umfassende Bedarfsermittlung und individuelle Leistungserbringung
im Fallmanagementkonzept 215

Prof. Dr. Dr. Paul Walter Schönle
50 Jahre BAR – 25 Jahre Phasenmodell der Neurologischen Rehabilitation
– seine Entstehungsgeschichte – 219

Dominik Naumann
Wertvoll, aber komplex – Beratung für Arbeitgeber im Reha-Dschungel 225

Ingo Schäfer
Rehabilitation durch mehr Selbstverwaltung stärken 227

Annette Theißing
Regional – individuell – nachhaltig: Herausforderungen und
zukunftsfähige Konzepte der Rehabilitation psychisch kranker Menschen ... 229

Einführung

Eigentlich sind Jubiläen ein Spiel mit Zahlen. Runde Zahlen, 25, 50, 100, 500 lassen uns innehalten und fragen: Wie war es zuvor? Wie war es am Anfang? Wie ist es jetzt? Wie wird es weitergehen? Und auch: Was können wir (noch) besser machen?

Die Bundesarbeitsgemeinschaft für Rehabilitation e. V. (BAR) besteht seit 50 Jahren. Sie hat in der Entwicklung der Rehabilitation koordiniert und moderiert, sich aber von Anbeginn auch als Treiberin und Mitgestalterin gesehen und entsprechend gehandelt. Zum 50-jährigen Jubiläum fragt sie langjährige Weggefährten und Mitstreiter, aber auch einige Beobachter von der Seitenlinie, wie sie die Entwicklung der Rehabilitation und der BAR wahrnehmen und welche Schlüsse sie daraus ziehen.

Der Festakt im Juni 2019 in der Evangelischen Akademie in Frankfurt am Main brachte viele zusammen, die sich für die permanente Verbesserung von Rehabilitation einsetzen. Redner und Autoren dieser Festschrift zum Nach- und Vordenken haben die Eingangsfragen auf sehr unterschiedliche Art und aus sehr unterschiedlichen Perspektiven beantwortet. Sie beleuchten die gesellschaftliche Entwicklung, zeigen die Veränderungen in der Sozialgesetzgebung auf, umschreiben die Aufgaben der Rehabilitationsträger und der BAR und denken darüber nach (und somit voraus), wie sich das gegliederte Sozialleistungssystem und mit ihm die Gesellschaft weiterentwickeln können – zum Wohl von Menschen mit gesundheitlichen Einschränkungen und Behinderungen und mit ihnen gemeinsam.

Der Status quo 2019 zeigt auch, dass noch viel getan werden muss. Die Ideen hierzu, die sich in dieser Festschrift finden, tragen uns ins nächste Jahrzehnt der Rehabilitation.

Wir sind stolz darauf, dass so viele Expertinnen und Experten bereit waren, mit einem Beitrag zu dieser Publikation beizutragen. Ihnen allen danken wir ganz herzlich – auch für ihre damit zum Ausdruck gebrachte Verbundenheit mit der BAR und – ganz wichtig: dem gemeinsamen Ziel, die Teilhabe für Menschen mit Behinderungen weiterzuentwickeln.

Markus Hofmann	Dr. Volker Hansen	Prof. Dr. Helga Seel
Vorsitzender	Alternierender	Geschäftsführerin
des Vorstandes	Vorsitzender des Vorstandes	der BAR

Blicke auf die BAR

50 Jahre BAR – eine Arbeitsgemeinschaft als Schicksalskorrektorat und als ausführendes Organ des Artikels 1 Grundgesetz: Die Würde des Menschen ist unantastbar

Festrede von Prof. Dr. Dr. h. c. Heribert Prantl, ehemaliger Chefredakteur der Süddeutschen Zeitung

Lassen Sie mich zu Beginn meiner Festrede eine persönliche Geschichte erzählen, es ist eine, es ist meine Lieblingsgeschichte. Zu den merkwürdigsten Abschnitten meines Lebens gehört der, den ich als Angestellter in Alfred Wunsiedels Fabrik zubrachte. Ich hatte mich der Arbeitsvermittlung anvertraut und wurde mit sieben anderen Leidensgenossen in Wunsiedels Fabrik geschickt, wo wir einer Eignungsprüfung unterzogen werden sollten. Ich wurde als erster in den Prüfungsraum geschickt, wo auf Tischen die Fragebögen bereitlagen.

Erste Frage: „Halten Sie es für richtig, dass der Mensch nur zwei Arme, zwei Beine, Augen und Ohren hat?". Hier erntete ich zum ersten Mal die Früchte meiner mir eigenen Nachdenklichkeit und schrieb ohne zu zögern hin: „Selbst vier Arme, Beine und Ohren würden meinem Tatendrang nicht genügen. Die Ausstattung des Menschen ist kümmerlich." Zweite Frage: „Wie viele Telefone können Sie gleichzeitig bedienen?" Auch hier war die Antwort so leicht wie die Lösung einer Gleichung ersten Grades: „Wenn es nur sieben Telefone sind", schrieb ich, „werde ich ungeduldig, erst bei neun fühle ich mich völlig ausgelastet." Dritte Frage: „Was machen Sie nach Feierabend?" Meine Antwort: „Ich kenne das Wort Feierabend nicht mehr – in meinem fünfzehnten Lebensjahr strich ich es aus meinem Vokabular, denn am Anfang war die Tat!" Ich bekam die Stelle.

Nun habe ich Sie, liebe Festgäste, ein wenig angeschwindelt. Es handelt sich nicht wirklich um eine Episode aus meinem Lebenslauf, sondern um eine Geschichte, die mich immer wieder erheitert, vor allem aber bewegt, weil sie so zeitlos ist. Heinrich Böll hat sie schon vor Jahrzehnten geschrieben. Es könnte sich aber auch, ganz im Trend des Zeitgeistes, um die Beschreibung einer Prüfung bei einer Arbeitsagentur im Jahr 2030 handeln. Verlangt wird der grenzenlos flexible, unbeschränkt belastbare Arbeitnehmer, unglaublich gesund, unglaublich mobil, unglaublich robust und leistungsfähig.

Die Frage lautet: Wollen wir eine solche Gesellschaft, eine Gesellschaft, in der es überall zugeht wie in Wunsiedels Fabrik – in der die unbegrenzte Leistungsfähigkeit zählt und nichts sonst, in der nur der Marktwert zählt, in der der Wert des Menschen ausschließlich am Lineal der Ökonomie gemessen wird?

Die Realität kennt da ohnehin gewisse Grenzen: Im Gegensatz zu den Schnecken trägt der Mensch seine Behausung nicht mit sich herum. Und er hat, auch deshalb, weil er im Gegensatz zu den Schalenweichtieren kein Zwitter ist, andere soziale Bedürfnisse, die sich unter anderem darin äußern, dass er einen Lebenspartner sucht, eine Familie gründet, im Sport- oder Gesangsverein aktiv ist, dass seine Kinder zur Schule gehen und Freunde haben. Das setzt der ganz großen unentwegten Mobilität, der unbegrenzten Einsetzbarkeit und Verfügbarkeit, ganz generell gewisse Schranken. Der „Wunsiedel-Mensch", nennen wir ihn meinetwegen auch den Agenda-2010-Menschen, ist offenbar anders: Er ist ein Mensch <u>ohne</u> Kinder, <u>ohne</u> Familie, <u>ohne</u> soziale Beziehungen und natürlich ohne jegliche Behinderung.

Ein solches Menschenbild passt aber nicht zu einer sozialstaatlichen Demokratie. Die sozialstaatliche Demokratie träumt nicht vom perfekten Menschen. Sie nimmt den Menschen an, so wie er ist: mit seinen Stärken und Schwächen, mit seinen Handicaps, mit seinen Talenten und Defiziten und versucht, ihn zu unterstützen, ihm ein eigenverantwortliches Leben zu ermöglichen, so gut es nur geht. Eine Demokratie, die nur für den perfekten Menschen da wäre, sie wäre eine schlechte, ja eine furchtbare Demokratie und ein Sozialstaat wäre sie schon gar nicht.

„Die Stärke eines Volkes misst sich am Wohl der Schwachen" – so steht es in der Präambel der schweizerischen Verfassung von 1999. Das ist ein mutiger Satz, weil die Stärke eines Volkes, die Stärke eines Staates gern an ganz anderen Faktoren bemessen wird. Die einen messen sie am Bruttosozialprodukt und am Exportüberschuss, die anderen reden dann vom starken Staat, wenn sie mehr Polizei, mehr Strafrecht und mehr Gefängnis fordern. Kaum jemand fordert den starken Staat, wenn es darum geht, soziale Ungleichheit zu beheben und etwas gegen die Langzeitarbeitslosigkeit zu tun. Kaum jemand sagt „starker Staat", wenn er die Verknüpfung von Sozial- und Bildungspolitik meint. Kaum jemand redet von der „Stärke eines Volkes", wenn es darum geht, eine angemessene Förderung von Menschen mit Handicaps durchzusetzen.

Die Stärke eines Volkes misst sich am Wohl der Schwachen – das ist ein starker Satz, auch wenn es wohl so ist, dass schon die Bezeichnung „Schwache" infiziert von den Ausschließlichkeitskriterien der Leistungsgesellschaft ist. Ich bin der Meinung: Der starke Staat ist ein Staat, der für Gleichheit kämpft, der sich um das Wohl gerade der Schwachen kümmert – und dabei allmählich lernt, dass die Schwachen gar nicht so schwach sind, wie man oft meint, und dann ihre Stärken, die Perfektion des Imperfekten, zu schätzen lernt. Die sogenannten Schwachen sind nicht schwach. Sie brauchen gute Assistenz, dann können Sie stark sein, dann werden sie stark, dann sind sie stark. Sie, die BAR, gehören zu diesen Stärkungseinrichtungen: weil Sie sich vor 50 Jahren zusammengefunden und mit gebündelter Kraft dafür stark gemacht haben, aus vermeintlich Schwachen Starke zu machen.

Die Wunsiedel-Erzählung von Heinrich Böll spielt in der Arbeitswelt. Diese Arbeitswelt ist ungeheuer wichtig – für jeden Menschen, für den Menschen mit und den Menschen ohne Behinderung. Arbeit ist wichtig für den, dessen Gesundheit wieder herstellbar ist und genauso für den, dessen Gesundheit nicht oder nicht mehr vollständig herstellbar ist. Arbeit zu haben bedeutet Sicherung der Existenz, soziale Kontakte, Selbstbestätigung. Arbeitslosigkeit ist mehr als nur Einkommenslosigkeit. Einkommenslosigkeit ist nur eine von vielen Folgen der Arbeitslosigkeit: Der Arbeitslose verliert mit seiner Arbeit das Korsett aus Pflichten und Routine; die Zäsuren zwischen Arbeit und Pause entfallen, die Zäsuren zwischen Arbeitstag und Freizeit, zwischen Arbeit und Urlaub entfallen, die bisherigen sozialen Strukturen zerbrechen, das Ego versinkt dabei sehr oft in Selbstzweifeln. Arbeit ist also nicht nur ein ökonomisches, sondern ein lebensethisch wichtiges Gut, eine Autonomiechance.

Auf diese Autonomiechance sind kranke und behinderte Menschen ganz besonders angewiesen. Nicht von ungefähr kommt der Teilhabe am Arbeitsleben im Rahmen der UN-Konvention für die Rechte behinderter Menschen eine so zentrale Bedeutung zu, dass für jeden Menschen, ob behindert oder nicht, das Recht auf Teilhabe am Arbeitsleben als Menschenrecht gefordert wird.

Über eine solche Forderung wird immer geschmunzelt. Bei den Verfassungsreformen nach der deutschen Einheit, in den Jahren 1990 bis 1993, war es so. Wer sich mit Verfassungsreformern damals einen billigen Spaß erlauben wollte, der spießte gern ihre Forderung nach „sozialen Grundrechten" auf. Ein Recht auf Arbeit schaffe doch, so hieß es dann witzelnd, keinen einzigen Arbeitsplatz. Und auch ein Recht auf Wohnung ändere doch nichts an der Wohnungsmisere. Das war und ist richtig, liegt aber doch plump neben der Sache.

Es geht und es ging bei der Forderung nach sozialen Grundrechten nicht darum, einklagbare Ansprüche auf eine Drei-Zimmer-Wohnung mit Balkon hervorzubringen, sondern die im Grundgesetz schon vorhandenen Staatszielbestimmungen zu verdeutlichen. Wozu verpflichtet das Eigentum? Und was folgt aus dem Sozialstaatsprinzip des Artikels 20 Absatz 1? Es ist ja sehr abstrakt, was dort steht und den Sozialstaat ausmachen soll.

Das Rechtsstaatsprinzip konnte, auch weil es im Grundgesetz kräftig konturiert ist, große Kraft entfalten. Der Rechtsstaat hat daher einigermaßen Halt; er ist ziemlich fest verankert. Der Halt des Sozialstaats ist nicht so einfach zu beschreiben; der Halt ist diffus. Anders als in unserem Grundgesetz sieht es da schon in der EU-Grundrechtecharta aus: Hier verbürgt Artikel 15 Absatz 1 jedem ein Recht zu arbeiten. Artikel 26 anerkennt einen Anspruch von Menschen mit Behinderungen auf Maßnahmen zur Gewährleistung ihrer Eigenständigkeit, ihrer sozialen und beruflichen Eingliederung und ihrer Teilnahme am Leben der Gemeinschaft. Und Artikel 34 Grundrechtecharte spricht von der Aufgabe, die soziale Ausgrenzung und Armut zu bekämpfen, er spricht von einem Recht auf soziale Unterstützung und auf „Unterstützung für die Wohnung", und zwar für alle, die nicht über ausreichend eigene Mittel verfügen. Es geht der EU-Grundrechtecharta um ein menschenwürdiges Dasein.

In Deutschland, im Grundgesetz, ist dergleichen verfassungsrechtlich nicht verbürgt, wir haben stattdessen das Sozialgesetzbuch. Es war durchaus ein Fortschritt, als man sich vor ebenfalls 50 Jahren aufmachte, in diesem Buch zusammenzutragen, was bis dahin in völliger Unübersichtlichkeit in unzähligen sozialen Gesetzen und Vorschriften versteckt und schwer zu finden war. Doch auch das Sozialgesetzbuch ist den meisten noch ein Buch mit vielen Bänden und sieben Siegeln. Es ist nicht wirklich ein Vademecum, nicht wirklich ein Buch, das einem in Notlagen ein guter Begleiter und Ratgeber ist. Es liest sich trocken und schwer, eher wie der Beipackzettel eines Arzneimittels.

Ich träume von einem Sozialgesetzbuch, das in seinen Grundzügen eine Art Sozialbibel ist, ein Gesetzbuch, am liebsten so verständlich wie einst das ALR, das Preußische Allgemeine Landrecht aus dem Jahre 1794. Die Verständlichkeit des Sozialgesetzbuchs für die Menschen, die es betrifft, ist eine Forderung, die aus dem Sozialstaatsgebot des Grundgesetzes folgt. Ich wünsche mir ein Sozialgesetzbuch, das ein Alltagsbegleiter sein kann. Die BAR erweist sich hier, was die Rehabilitation betrifft, durchaus als hilfreiche Wegbereiterin für die Erfüllung dieses Wunsches. Bei ihr, ihren gemeinsamen Empfehlungen, ihren vielfältigen Informationen und Publikationen kann Auskunft und Rat finden, wer auf der Suche nach konkreter und praktischer Unterstützung ist.

Die Wunsiedel-Fabrik-Geschichte, die ich Ihnen eingangs erzählt habe, ist auch deswegen bedenkenswert, weil sie uns lehrt, dass Arbeit zwar unglaublich wichtig, aber nicht alles ist – es muss sich schon um Arbeit handeln, die den Menschen Mensch sein lässt. Die Bedingungen des Arbeitsmarkts dürfen nicht so sein, dass sie den Menschen krank machen, dass er psychische Probleme bekommt, dass er aus dem Arbeitsprozess herausfliegt, dass er arbeitslos wird und es dann oft auch jahrelang bleibt – und schließlich vom Jobcenter als einzige

Möglichkeit die Arbeit in einer Werkstatt für behinderte Menschen angeboten bekommt.

Das ist nicht die Teilhabe, das ist nicht die Rehabilitation, die ich mir vorstelle und die angesagt wäre. Zur Rehabilitation gehört auch Prävention – und zur Prävention gehören Arbeitsbedingungen und Arbeitsstrukturen, die nicht krank machen und die Menschen mit Handicaps nicht ausschließen.

Wir feiern ein Mehrfachjubiläum. Das Grundgesetz mit seinem grandiosen Artikel 1 ist jetzt 70 Jahre alt: „Die Würde des Menschen ist unantastbar." Dieser Satz ist der wichtigste Satz unserer Republik. Die Bundesarbeitsgemeinschaft für Rehabilitation wird fünfzig Jahre alt. Sie ist eines der vielleicht nicht so bekannten, aber wichtigen ausführenden Organe des Menschenwürde-Artikels 1. Und ein Satz, der den Menschenwürde-Artikel näher darlegt, wird jetzt 25 Jahre alt. Es ist der Satz, der die Würde des behinderten Menschen in ganz besonderer Weise berücksichtigt: „Niemand darf wegen seiner Behinderung benachteiligt werden." Seit einem Vierteljahrhundert, seit der Verfassungsreform nach der deutschen Einheit, steht wenigstens dieser Satz in unserer Verfassung, in Artikel 3 Absatz 3 Satz 2. Es ist ein Satz mit großem Gewicht. Es ist ein klarer, es ist ein kräftiger, es ist ein fordernder Satz. Er fordert, Menschen mit Behinderung nicht einfach in eigens geschaffenen Einrichtungen zu verstecken und so an der Teilnahme am öffentlichen Leben zu hindern. Jahrzehntelang sind Menschen mit Behinderung auf diese Weise unsichtbar gemacht worden. Man wollte sie nicht als Nachbarn haben, mit ihnen nicht in einem Hotel zusammenwohnen – und solche Ablehnung erhielt sogar Recht durch so manche Gerichte. Ein Zehntel der Gesellschaft wurde so ausgegrenzt und ausgeschlossen. Inklusion beginnt mit der Sichtbarmachung.

„Niemand darf wegen seiner Behinderung benachteiligt werden." Dieser klare Satz, dieser 25 Jahre alte Jubiläumssatz, schließt einen weiteren mit ein, einen, der nicht ausdrücklich im Grundgesetz steht, der sich aber aus dem Kontext des Artikels 3 ergibt: Eine Bevorzugung Behinderter ist nicht verboten. Mehr noch: Ich halte eine solche Bevorzugung geradezu für geboten. Sie ist eine sozialstaatliche Kompensation. Eine solche Bevorzugung ist ein Nachteils- und Schicksalsausgleich. „Niemand darf wegen seiner Behinderung benachteiligt werden": Das ist kein Verfassungssatz zur Verschönerung der Maiandacht. Das ist kein Grundgesetz-Kringel. Das ist keine bloße Verzierung für den Artikel 3, das ist nicht einfach nur eine Staatszielbestimmung, nicht nur eine Absichtserklärung. Das ist ein Recht, das ist ein forderndes Recht, das ist ein individuelles Abwehrrecht gegen jedwede Benachteiligung.

„Niemand darf wegen seiner Behinderung benachteiligt werden!": Das ist ein Satz, der nicht einfach nur protestiert gegen die Ungerechtigkeiten des Lebens.

Es ist ein Satz, der auffordert, der anhält, dagegen etwas zu unternehmen. „Niemand darf wegen seiner Behinderung benachteiligt werden." Es ist dies ein Satz, an dem man sich festhalten kann, ein Satz, mit dem man sich stärken kann. Es ist ein guter Satz. Es ist aber auch ein Satz zum Verzweifeln, weil die Realität auch heutzutage noch so oft so weit weg ist von diesem Satz.

Ich weiß sehr gut, wovon ich rede: Ich habe eine gesundheitlich schwer geschädigte Tochter, wunderbar klug, wunderbar schön und zugleich furchtbar geschlagen. Und ich wünsche ihr und mir so sehr, dass der Satz aus dem Grundgesetz für sie gilt, dass er real wird, dass er ihr hilft, Tränen zu trocknen, Alpträume zu vertreiben, Hoffnung zu schöpfen und aus der Kraft der Hoffnung zu leben. Vor ein paar Jahren hat sie einen Roman, eine Romantasy-Geschichte geschrieben, in dem sie ganz fein und vorsichtig ihr Schicksal zu verarbeiten versucht hat. „SchneeElfenHerz" heißt die Erzählung – und ich habe immer wieder geschluckt beim Lesen.

„Niemand darf wegen seiner Behinderung benachteiligt werden." Es ist ein Satz, der den ganzen Staat, der die ganze Demokratie, der die ganze Gesellschaft in die Pflicht nimmt. Eine Demokratie, in der Behinderte benachteiligt werden, ist keine gute Demokratie. Ein Sozialstaat, in dem Behinderte nicht gefördert und bevorzugt werden, ist kein guter Sozialstaat. Ein Rechtsstaat, der diesen Satz nicht realisiert und nicht täglich an dieser Realisierung arbeitet, ist kein guter Rechtsstaat. Und eine Gesellschaft, die von Menschen mit Handicaps nichts zu tun haben will und ihnen aus dem Weg geht, ist keine gute Gesellschaft. Wir alle sind aufgefordert, daran mitwirken, eine gute Demokratie, einen guten Sozialstaat, einen guten Rechtsstaat zu schaffen und zu erhalten – also eine gute Gesellschaft zu sein.

Es gibt noch ein viertes Jubiläum; neben 70 Jahren Grundgesetz, neben 50 Jahren BAR, neben 25 Jahren Benachteiligungsverbot in unserer Verfassung gibt es noch einen vierten Gedenk- und Jubiläumstag – vor zehn Jahren hat die Bundesrepublik Deutschland das Übereinkommen über die Rechte von Menschen mit Behinderung ratifiziert, also die UN-Behindertenrechtskonvention. Diese Konvention buchstabiert das Benachteiligungsverbot und das Bevorzugungsgebot des Grundgesetzes en detail durch. Für acht Millionen Menschen, die in Deutschland mit einer Behinderung leben, das sind zehn Prozent der Bürgerinnen und Bürger. Für sie gilt das Grundrecht auf Inklusion. Da reicht es nicht, wenn Aktionspläne geschrieben und umgesetzt werden; es geht darüber hinaus und vor allem um gleiche Wertschätzung und gleichen Respekt. Es geht um eine neue Kultur des Umgangs miteinander, des Helfens, es geht um einen Sinneswandel, um eine andere Sichtweise auf den Menschen, um eine Rückbesinnung auf das, was unsere Verfassung zum Maß aller Dinge gemacht hat. Denn all diese

Jubiläen haben einen Kern und einen Ausgangspunkt: Die Würde des Menschen ist unantastbar. Das gilt in besonderer Weise für kranke und für alte Menschen. Das Krankenhaus, das Reha-Zentrum und das Altenheim sind wichtige Orte, an denen sich dieser Satz des Grundgesetzes bewähren muss. Die Würde des Menschen ist unantastbar: Dieser Satz bewährt sich im Krankenhaus dann, wenn dort die Menschen im Vordergrund, ja im Mittelpunkt stehen und nicht die Abläufe, wenn die Fürsorge das Wichtigste ist und nicht der Profit; wenn Geborgenheit, Zuwendung und Barmherzigkeit ihren Raum haben.

Die Würde des Menschen ist unantastbar. Der Satz bewährt sich im Reha-Zentrum dann, wenn dort nicht nur der Leib, sondern auch die Seele wieder gestärkt wird. Die Würde des Menschen ist unantastbar. Dieser Satz bewährt sich im Altersheim dann, wenn Pflege nicht kurz getaktet verabreicht wird, sondern wenn in der Pflege Zuneigung ihren Ausdruck findet. Pflege heißt daher auch Zuhören, Pflege heißt, es als Bereicherung zu empfinden, wenn alte Menschen erzählen.

Die Würde des Menschen ist unantastbar. Das darf man im Krankenhaus, in der Reha und im Altenheim auch einmal ganz körperlich, ganz leiblich verstehen. Wo sonst wird man so viel angetastet und abgetastet wie in diesen Einrichtungen? Dabei ist nicht nur der Mensch, sondern auch seine Würde durchaus antastbar. Sie zu achten und zu wahren ist hier erstes Gebot, hinter dem das Profitmachen zurückstehen muss: Die Würde des Menschen ist unantastbar.

Auch der Deutsche Bundestag hat manchmal so seine Probleme, wenn er mit Menschen mit Behinderung zu tun hat. Im Jahr 2011 musste zum Beispiel im Bundestag eine Veranstaltung abgesagt werden, weil zu viele Rollstuhlfahrer kommen wollten. „Verwaltungstechnische Sicherheits- und Brandschutzgründe" stünden, so hieß es, ihrer Teilnahme im Weg. Dabei sollte es bei dieser Veranstaltung ausgerechnet um die Umsetzung der Behindertenrechtskonvention der Vereinten Nationen gehen.

Hannes Leitlein, ein journalistischer Kollege von „Christ und Welt", hat an dieses bezeichnende Vorkommnis erinnert, als vor zweieinhalb Jahren das Bundesteilhabegesetz verabschiedet wurde. Dieses Teilhabegesetz soll dafür sorgen, dass Menschen mit Behinderung als ebenbürtige Mitglieder der Gesellschaft betrachtet und behandelt werden. Weil Menschen mit Behinderung, ob es sich nun um eine vorübergehende oder eine andauernde Behinderung handelt, nicht Kostenfaktoren sind – sie sind eine Bereicherung für die Gesellschaft.

Das, genau das, sollte das Bundesteilhabegesetz eigentlich lehren. Deswegen sprach die damalige Bundesarbeitsministerin, es war Andrea Nahles, bei der Verabschiedung dieses Gesetzes von einem „Systemwechsel" und von einer „der größten sozialpolitischen Reformen" der Legislaturperiode. Aber diesen

Anspruch erfüllt es leider noch nicht so ganz. Das Teilhabegesetz hebt die Behinderten nicht heraus aus dem ökonomistischen Denken – auch wenn sie dank der Erhöhung der Freibeträge jetzt mehr Einkommen verdienen und mehr Vermögen ansparen dürfen als vorher; die Unterstützungsleistungen bleiben von der eigenen finanziellen Situation abhängig.

Die Menschen mit Handicap müssen sich also, wenn sie dazu finanziell in der Lage sind, weiterhin an den Kosten ihrer Assistenz beteiligen, statt dass man ihnen die nötige Assistenz als Kompensation kostenfrei zur Verfügung stellt.

„Teilhabe", dies ist ein sperriges, auch ein anspruchsvolles Wort. Der Anspruch wird auch vom Gesetz dieses Namens noch nicht so recht erfüllt, ja, teils sogar wieder eingeschränkt. Es ist meines Erachtens ungut, dass das Gesetz die bisherige Regelung „ambulant vor stationär" abgeschafft hat – es können auf der Basis dieses Gesetzes also Menschen mit Handicap gezwungen werden, in einem Wohnheim zu leben statt in den eigenen vier Wänden, wenn die Unterbringung im Heim günstiger ist als die ambulante Pflege.

Die Mängel und Defizite des Gesetzes dürfen und sollten auch nichtbehinderte Menschen beunruhigen. Auch wer nicht zu den acht Millionen Schwerbehinderten in Deutschland zählt, wird alt – und damit wird er zunehmend auf Unterstützung angewiesen sein. Und auch nach einem Unfall oder einer Erkrankung kann alles plötzlich ganz anders aussehen – dann muss man mit Behörden, mit sozialen Leistungsträgern darum streiten, dass Teilhabeleistungen bezahlt werden. Wer also glaubt, Behindertenpolitik sei ein Nischenthema, der täuscht sich. Es ist ein Thema mit Strahlkraft in alle Bereiche der Gesellschaft hinein. Menschen mit Handicaps sind nicht andersartig, sie brauchen kein Mitleid, keine Mildtätigkeit, sondern ein Recht auf Arbeit und Lebenssinn, wie jeder andere Mensch auch. Wer körperlich sehr behindert ist, lebt nur in einem Paradoxon: Er braucht andere, um selbst handeln und entscheiden zu können.

Ich habe oft mit Heiner Geißler, dem großen Sozialpolitiker der CDU diskutiert. Geißler ist 2017 gestorben. Er war Sozialminister in Rheinland-Pfalz, er war lange Jahre Generalsekretär der CDU, er war ein so außergewöhnlicher Generalsekretär, dass dieses Wort quasi sein zweiter Vorname wurde und blieb. Er war wohl der wortmächtigste, streitlustigste und ideenreichste Sozialpolitiker, den die CDU je hatte. Gut zweieinhalb Jahrzehnte lang haben wir alle paar Wochen manchmal kurz, manchmal sehr lange miteinander telefoniert und immer wieder bei langen Abendessen miteinander diskutiert. Schon Jahre vor der großen Finanz- und Wirtschaftskrise, als für seine Parteifreunde Kritik am Kapitalismus noch ein Sakrileg war, hat er, scharf wie kaum ein anderer, den Marktradikalismus verdammt:

„Der Kapitalismus ist genauso falsch wie der Sozialismus und Kommunismus: Die Kommunisten wollten die gesellschaftlichen Konflikte lösen, indem sie das Kapital eliminierten und die Kapitaleigner liquidierten. Bekanntlich sind sie gescheitert. Heute eliminiert das Kapital die Arbeit und liquidiert quasi die Menschen am Arbeitsplatz."

Die Sentenz stammt aus dem Jahr 2005 – und sie ist mir eingefallen, als ich bei der Beisetzung Geißlers in der Pfarrkirche von Gleisweiler an der Weinstraße in der Bank hinter der Kanzlerin Angela Merkel und den CDU-Größen von gestern und heute saß.

Und als wir im Trauerzug vom Gotteshaus zum nahegelegenen Dorffriedhof gingen, dachte ich daran, dass wir bei unseren Diskussionen immer wieder auf Artikel 1 des Grundgesetzes und den Satz von der Unantastbarkeit der Menschenwürde zu sprechen kamen. Ich habe Geißler einmal gefragt, welche praktische Auswirkungen dieser Satz für ihn als Politiker gehabt habe. Und er hat mir erklärt, dass er als Sozialminister seinen Sozialbehörden eine klare Anweisung gegeben habe. Sie lautete: In dubio pro … also: im Zweifel für den Antragsteller, also für den Hilfebedürftigen zu entscheiden, nicht gegen ihn.

Artikel 1 Grundgesetz ist Leitmotiv für den Sozialstaat. Und die Sozialstaatsidee ist die größte kulturelle Errungenschaft der europäischen Geschichte. Die Sozialstaaten in Europa haben eine Erfolgsgeschichte hinter sich; diese Erfolgsgeschichte sieht in jedem EU-Staat ein wenig anders aus. Es sind dies Geschichten, die davon handeln, dass soziale Ungleichheit nicht gottgegeben war und ist. Es sind dies Geschichten, die davon handeln, dass Gesundheit keine Sache des Geldbeutels sein darf. In Deutschland hat der Sozialstaat zunächst dafür gesorgt, dass auch ein Kind aus kärglichen Verhältnissen studieren und dann sogar Bundeskanzler werden konnte. Der Sozialstaat hat soziale Gegensätze entschärft, er war eine Art persönlicher Schutzengel für jeden Einzelnen – und er muss es bleiben in dieser Republik. Ohne diesen Sozialstaat hätte es wohl auch keine deutsche Einheit gegeben. Ohne die Einheit, die von den Sozialversicherungssystemen finanziert worden ist, wäre der Sozialstaat aber auch nicht so in Schwierigkeiten gekommen – doch diese geübte Solidarität macht ihn ja gerade aus und sie hat sich gelohnt: Deutschland ist wieder zusammengerückt. Bei der Reform des Sozialstaats geht es deshalb darum, diese Erfolgsgeschichte fortzusetzen – und seine Essentialia zu bestimmen. Im Vordergrund steht dabei die soziale Gerechtigkeit.

Der Sozialstaat ist Heimat für die Menschen – und er muss Heimat bleiben. Beschimpfen kann den Sozialstaat nur der, der keine Heimat braucht. Und seinen Abriss wird nur der verlangen, der in der eigenen Villa wohnt. Ob er sich dort aber wohl fühlen kann, ist fraglich, denn auch er kann in die Situation kommen, auf Hilfe angewiesen zu sein. Ein Sozialstaat organisiert Solidarität, gleicht aus und bietet Sicherheit. Er gibt nicht dem, der schon hat; und er nimmt nicht dem, der ohnehin wenig hat. Er schafft es, dass sich die Menschen trotz Unterschieden in Schicksal, Rang, Talenten und Geldbeutel auf gleicher Augenhöhe begegnen. Das ist die Voraussetzung für Demokratie. Auch ein Sozialstaat verteilt Belastungen, weil es nicht immer Manna regnet. Aber dabei gilt, dass der, der schon belastet ist, nicht auch noch das Gros weiterer Belastungen tragen kann.

Ich habe den Artikel 3 Absatz 3 Satz 2 zitiert, wonach niemand wegen seiner Behinderung benachteiligt werden darf, ich habe gesagt, dass das Benachteilungsverbot ein Bevorzugungsgebot einschließt. Diese Forderung ergibt sich zwingend aus den Erfahrungen, die wir alltäglich machen. Es ist ja ein ebenso bedauerliches wie eigentlich demokratiewidriges Faktum: Das Leben beginnt ungerecht und es endet ungerecht, und dazwischen ist es nicht viel besser.

Der eine wird mit dem silbernen Löffel im Mund geboren, der andere in der Gosse. Der eine zieht bei der Lotterie der Natur das große Los, der andere die Niete. Der eine erbt Talent und Durchsetzungskraft, der andere Aids und Antriebsschwäche. Die Natur ist ein Gerechtigkeitsrisiko. Der eine hat eine Mutter, die ihn liebt, der andere einen Vater, der ihn hasst. Der eine kriegt einen klugen Kopf, der andere ein schwaches Herz. Bei dem einen folgt einer behüteten Kindheit eine erfolgreiche Karriere. Den anderen führt sein Weg aus dem sozialen Ghetto direkt ins Gefängnis.

Der eine ist sein Leben lang gesund, die andere, und jetzt bin ich bei unserem Thema, wird mit einer schweren Behinderung geboren. Vier bis fünf Prozent der Menschen sind von Geburt an behindert. Sehr oft und sehr viele Behinderungen werden Menschen auch erst im Lauf des Lebens zugefügt – durch Unfall, durch Krankheit oder durch Altern.

Die besseren Gene hat sich niemand erarbeitet, die bessere Familie auch nicht, das unfallfreie und das krankheitsfreie Leben ebenfalls nicht. Das Schicksal hat sie ihm zugeteilt. Das Schicksal teilt ungerecht aus und es gleicht die Ungerechtigkeiten nicht immer aus. Hier haben der Sozialstaat und eine solidarische, hilfsbereite Gesellschaft ihre Aufgaben. Sie sorgen dafür, dass jeder Mensch reale, nicht nur formale Chancen hat. Der Sozialstaat ist, mit Maß und Ziel, Schicksalskorrektor, und Artikel 3 Absatz 3 Satz 2 Grundgesetz ist ein Satz zur Schicksalskorrektion: „Niemand darf wegen seiner Behinderung benachteiligt werden."

Rehabilitation ist ein Instrument solcher Schicksalskorrektur, sie ist jedenfalls der Versuch dazu – und der Versuch soll so gut, so klug, so menschenverträglich und nachhaltig sei, wie es nur irgend geht. Die Arbeit der Bundesarbeitsgemeinschaft für Rehabilitation ist Arbeit im Auftrag und im Geist des Grundgesetzes. Es reicht ja nicht, sich hehre Ziele zu setzen, es muss auch gehandelt und umgesetzt werden. Und dazu gehört, möglichst alle, die im Bereich der Prävention und Rehabilitation Hilfe leisten sollen und können, ob aus Staat, Wirtschaft oder Gesellschaft, an einen Tisch zusammenzubringen, die Arbeit zu koordinieren, gemeinsame Grundsätze für das Handeln aufzustellen, gemeinsame Qualitätsstandards zu erarbeiten und in Praxis umzusetzen, über die Rechte und Ansprüche, die Menschen mit Handicaps haben, möglichst umfassend zu informieren und aufzuklären – und ihnen einen barrierefreien Zugang zu Unterstützungsleistungen zu verschaffen. Die BAR macht das nun seit fünfzig Jahren. Dazu dürfen wir sie, dazu dürfen wir uns beglückwünschen.

Das Grundgesetz ist nicht zynisch. Es sagt nicht: Sei doch froh, dass es Dir nicht noch schlechter geht. Es sagt: Demokratie ist eine Gemeinschaft, die ihre Zukunft miteinander gestaltet. Und Du gehörst dazu, aller Handicaps zum Trotz, Du gehörst zu den Zukunftsgestaltern – und die Demokratie muss alles dafür tun, dass Du bei dieser Zukunftsgestaltung mitmachen kannst.

Rehabilitation und Inklusion: Diese Wörter und diese Werte sind Geschwister. Inklusion muss die Rehabilitation begleiten und sie fortsetzen. Inklusion heißt Aufnahme in den Kreis aller mit offenen Armen, Inklusion heißt Anerkennung, Respekt und Wertschätzung. Inklusion – das ist ein gewaltiger Anspruch, das ist ein großes, ein hochgestecktes Ziel, von dessen Realisierung wir noch weit entfernt sind. Inklusion ist eine Realvision.

Die beste Realität ist die persönliche Assistenz. Die persönliche Assistenz gehört zu den schönsten Erscheinungsformen des ermöglichenden Sozialstaats. Der Assistent oder die Assistentin macht das, was der Name sagt: Er assistiert einem Menschen mit Behinderung im Alltag – er hilft und unterstützt, sei es beim Einkaufen, sei es bei der Körperpflege. Solche Assistenz ist praktizierte Hilfe zur Selbstbestimmung. Sie ermöglicht selbstbestimmtes Leben in der eigenen Wohnung, im eigenen Umfeld und im persönlichen Kontakt mit anderen.

Die persönliche Assistenz ist eine kluge Antwort auf die große Frage, in welcher Gesellschaft wir eigentlich leben wollen. Ja – in welcher Gesellschaft wollen wir eigentlich leben? In einer Gesellschaft, die in Menschen mit Behinderung und in Menschen ohne Behinderung zerfällt, in „Normale" und in solche, die „anders" sind? In der die einen mit den anderen nichts zu tun haben wollen? Oder in einer Gesellschaft, in der die Menschen einander wertschätzen, in einer Gesellschaft, die sich darauf besinnt, was Demokratie ist – eine Gesellschaft, die ihre Zukunft miteinander gestaltet. Miteinander gestaltet! Miteinander! Das ist Demokratie.

Demokratie funktioniert nicht gut, wenn ein Teil der Menschen nicht richtig teilhaben kann am Arbeits- und Freizeitleben. Gehörlose Menschen und hochgradig schwerhörige Menschen sind ohne Gebärden-Sprachendolmetscher oder technische Hilfsmittel weitestgehend von lautsprachlicher Kommunikation ausgeschlossen. Blinde Menschen oder Menschen, die auf einen Rollstuhl angewiesen sind, erleben ihre Barrieren im Straßenverkehr, beim Einkaufen, im Kino oder im Theater. Für Menschen mit psychischen Beeinträchtigungen stellen oftmals schon starre Regelungen oder Fristen eine Barriere dar. Und für Menschen mit kognitiven Einschränkungen ist die Komplexität der deutschen Laut- und Schriftsprache oft eine nur schwer überwindbare Barriere.

Der Abbau all dieser Barrieren ist eine demokratische Aufgabe. Wer dabei mithilft, leistet Demokratiearbeit. Die Bundesarbeitsgemeinschaft zählt zu diesen Demokratiearbeitern. Davon profitieren nicht nur Menschen mit Behinderungen, davon profitieren Kinder und alte Menschen, davon profitieren Menschen mit Migrationshintergrund, davon profitiert die ganze Gesellschaft; davon profitiert die Demokratie.

Wir feiern das 70-Jährige Bestehen des Grundgesetzes. Wir feiern die Grundrechte, wir feiern den Sozialstaat, wir feiern den Rechtsstaat. Wir feiern das Jubiläum der BAR. Wir feiern es zu Recht. Ich wünsche mir, ich wünsche der BAR, ich wünsche uns allen, dass das Grundgesetz mit seinen Grundrechten, dass die Charta der Menschenrechte Wegweiser ist und bleibt für alles, was dieser Staat und diese Gesellschaft tun. „Niemand darf wegen seiner Behinderung benachteiligt werden." Das ist ein großer Leitsatz.

Der römische Dichter Ovid hat einmal gesagt: „Glücklich ist, wer das, was er liebt, auch wagt, mit Mut zu beschützen." Wir lieben die Grundrechte, wir lieben das respektvolle Zusammenleben der Menschen aller Religionen und Kulturen, wir lieben Europa, wir lieben das gute Miteinander, wir freuen uns auf eine inklusive Gesellschaft. „Glücklich ist, wer das, was er liebt, auch wagt, mit Mut zu beschützen." Gönnen wir uns dieses Glück!

Zur Jubiläumsveranstaltung der BAR am 19. Juni 2019 in Frankfurt am Main

von Dr. Rolf Schmachtenberg, Staatssekretär im Bundesministerium für Arbeit und Soziales (BMAS)

Sehr geehrte Frau Professor Seel, sehr geehrter Herr Hofmann,
sehr geehrter Herr Dr. Hoehl, sehr geehrter Herr Linnemann, sehr geehrter Herr Dr. Hansen, liebe Verena Bentele, lieber Jürgen Dusel, sehr geehrte Damen und Herren, liebe Freundinnen und Freunde der Bundesarbeitsgemeinschaft für Rehabilitation (BAR),
ganz herzlichen Dank für Ihre Einladung zu dieser schönen und feierlichen Veranstaltung. Ich freue mich sehr, heute als Vertreter des Bundesarbeits- und Sozialministeriums hier sein zu dürfen. So tragen wir, die Redner, zu Rückblick und Ausblick verschiedene Blickwinkel zusammen. Ich bin schwer beeindruckt, wer alles sich auf den Weg gemacht hat und heute hier ist. Kurzum, die ganze Szene. Könnte es eine bessere Anerkennung und Wertschätzung für die BAR und ihre Arbeit geben? Wohl kaum. Darum Ihnen allen großen Dank dafür, dass Sie sich heute hier in Frankfurt an einem besonders historischen Ort nahe der Paulskirche versammelt haben.

Die BAR ist eine äußerst erfolgreiche Veranstaltung der Selbstverwaltung. Das soll auch so bleiben. Umso mehr freue ich mich, dass zwischen der BAR und dem BMAS ein sehr lebhafter fachlicher Austausch stattfindet. Für uns im BMAS ist das keine Selbstverständlichkeit, sondern ein durch kontinuierliche Arbeit und gute Zusammenarbeit erreichtes hohes Gut. Diesen Dank möchte ich gleich zu Beginn vor allem an Sie - liebe Frau Seel und lieber Herr Giraud richten. Der Dank betrifft Ihre Umsichtigkeit, Ihre Unermüdlichkeit und auch Ihre Unnachgiebigkeit, die Sie stets in den Dienst der Sache stellen.

Rückblick

Ein Blick zurück ist oft eine gute Gelegenheit für die eigene Selbstvergewisserung und Standortbestimmung. In meinem Fall, also mit Blick auf das Ministerium, ist dies ein geeigneter Moment für eine gewisse Portion Demut. Der erste Versuch des Arbeitsministeriums, eine gemeinsame Plattform für die Abstimmung der Rehabilitationsträger zu schaffen, scheiterte nämlich bereits in den 1960er Jahren. Unter dem damaligen Bundesminister für Arbeit und Sozialordnung

Hans Katzer schlief ein bei der Bundesregierung angesiedelter „Deutscher Ausschuss für die Eingliederung Behinderter in Arbeit, Beruf und Gesellschaft" bald wieder friedlich ein.

Damals war die Kluft zwischen der Sorge der Sozialpartner vor einer Einmischung des Staates in deren Angelegenheiten und den Vorbehalten der Ministerialbürokratie gegenüber einer „Herrschaft der Verbände" noch unüberbrückbar. Das erfreuliche Ereignis, zu dem wir uns heute feierlich in Frankfurt treffen, wurde überhaupt erst möglich, nachdem DGB und BDA eigenhändig die Initiative ergriffen haben. Mit der Gründungsversammlung am 6. Februar 1969 wurde die freiwillige Arbeitsgemeinschaft „BAR" ins Leben gerufen.

Die BAR ist ein gutes Beispiel dafür, dass das Modell der Sozialpartnerschaft in Deutschland eine ganz besondere Legitimation und daraus abgeleitete Gestaltungsmacht besitzt. Genau wie übrigens auch der Föderalismus, auf den wir mit 70 Jahren Grundgesetz stolz und manchmal nachdenklich blicken, gehört es zum deutschen Selbstverständnis und auch zur historisch gewachsenen deutschen Stärke, wichtige Aufgaben und Kompetenzen dezentral auf mehreren starken Schultern zu verteilen.

Und für mich ist das auch ein wichtiger Beitrag zum Zusammenhalt in unserer Gesellschaft. Demokratisches Miteinander. Den Bogen, den Markus Hofmann soeben in seinen mich sehr bewegenden Worten zu aktuellen Ereignissen geschlagen hat, kann ich hier nur in Bezug nehmen. Seinen Worten kann ich nicht bessere folgen lassen. Nehmen Sie bitte mit, auch der Bedeutung und Verantwortung Ihrer Arbeit um beste Lösungen für Menschen, die auf die Hilfe der Gemeinschaft angewiesen sind, bewusst zu sein. Wer in diesem Geist denkt und handelt, der weiß, dass sich die Mühe lohnt, im Diskurs auf Augenhöhe und manchmal auch im fachlichen Streit zu gemeinsamen Lösungen zu kommen. Und dazu möchte ich Sie – insbesondere die Mitglieder der BAR – daher weiterhin nachdrücklich ermuntern.

Aktuelle Rolle der BAR (nach BTHG)

Wenn es heute um Rehabilitation geht, ist unter den Akteuren, die mit der Umsetzung beauftragt sind, das BTHG noch immer in aller Munde. Und das nicht nur, weil es eine Fülle von Verbesserungen mit sich bringt. Tatsächlich soll mit dem BTHG gerade auch das gesamte Verwaltungshandeln schneller, transparenter und partizipativer werden. Damit hat sich auch für die BAR etwas wesentlich verändert. Und diese Veränderung steht in einer gewissen Spannung zu meinen einleitenden Bemerkungen über die Rolle der Selbstverwaltung.

In der Gesetzgebung des Bundes seit dem Reha-Angleichungsgesetz 1974 wurde die BAR überwiegend mehr als eine eigenständige Einrichtung betrachtet, von der sich der Gesetzgeber möglichst fernhalten soll. So fand sie sich auch nicht – oder nur minimal (für Kenner) – in den Gesetzestexten wieder.

Mit dem BTHG sollte die BAR gestärkt werden. Und es hat sich nun quasi der „Fluch der guten Tat" verwirklicht. Denn: Nicht nur findet sich jetzt im Sozialgesetzbuch Band IX (SGB IX) ein eigenständiges Kapitel XIII „Bundesarbeitsgemeinschaft für Rehabilitation", sondern die BAR ist vom Bund auch nach § 41 SGB IX verpflichtet worden, eine umfassende und trägerübergreifende Reha-Statistik zu erstellen – den Teilhabeverfahrensbericht.

Dieser Teilhabeverfahrensbericht soll erstmals in der Geschichte der Rehabilitation einen validen Gesamtüberblick über einen Tätigkeitsbereich der für Teilhabe und Rehabilitation zuständigen Behörden schaffen, für den sie jährlich circa 40 Milliarden Euro an Beitrags- und Steuermitteln verausgaben.

Natürlich hat man auch daran gedacht, das statistische Bundesamt, das IAB oder ein freies Forschungsinstitut mit der Erstellung der Statistik zu beauftragen.

Doch ist mir – und vermutlich auch allen heute Anwesenden – bewusst, dass diese Mammutaufgabe niemand besser als die BAR bewältigen kann. Im gegliederten System der sozialen Sicherung gibt es keine andere Stelle in Deutschland, die sich in allen Einzelheiten der Reha-Antragsbearbeitung, der Leistungserbringung und der jeweiligen Binnenlogik sämtlicher mit Reha und Teilhabe befassten Sozialbehörden besser auskennt. Niemand sonst kann die Datenlieferung von 1.400 Stellen aus unterschiedlichen Verwaltungsebenen qualifiziert zusammenführen.

Sie, liebe Kolleginnen und Kollegen der BAR, haben sich eine besondere Stellung innerhalb der sozialpolitischen Landschaft erarbeitet. Das betrifft übrigens auch den hohen Anspruch an die Neutralität und an den Interessenausgleich in der BAR, der von niemandem ernsthaft in Frage gestellt wird. Trotzdem will ich an dieser Stelle noch mal eines festhalten: Die BAR soll nicht eine ausführende Stelle der Sozialpolitik der Bundesregierung werden.

Genau betrachtet geht es gerade um das Gegenteil: Weil der Teilhabeverfahrensbericht unabhängig von staatlicher Einflussnahme erstellt wird, kann er auch ein Instrument sein, das Handeln aller in diesem Feld tätigen Behörden kritisch zu beleuchten.

Abschluss – Ausblick für die Zeit nach der BTHG-Umsetzung

Es ist deshalb gut, dass sich die BAR eigene Ziele setzt. Ich habe mit Freude zur Kenntnis genommen, dass der Vorstand der BAR längst neue Themen verfolgt, die den Geist der jüngsten Gesetzgebung aufnehmen und über die reine Umsetzung von gesetzlichen Vorgaben hinausgehen. Ich will nur zwei Beispiele nennen:

Gegenwärtig arbeitet eine Formularkommission der BAR daran, Antragsformulare und Informationsschreiben der Behörden möglichst weitgehend zu vereinheitlichen. Ein sehr wichtiges Vorhaben. Gerade mit Blick auf die Digitalisierung ist das genau die richtige Reihenfolge. Erst wenn wir unseren „Papierkram" in Ordnung gebracht haben, können wir den Bürgerinnen und Bürgern mittelfristig mit gemeinsamen Online-Portalen entgegenkommen. Auch erhoffe ich mir von dem Vorhaben eine Klärung von Begriffen und eine Konvergenz der Sprachen der verschiedenen Reha-Träger. Unerlässliche Voraussetzung, um besser zu kooperieren und Leistungen wie aus einer Hand zu erbringen.

So gut wie fertig ist auch das neue Online-Verzeichnis der BAR für die Suche nach Ansprechstellen der Rehabilitationsträger auf der Webseite www.ansprechstellen.de. Dieses Online-Verzeichnis soll eine große Hilfe für die Ratsuchenden, aber auch für die Behördenkommunikation untereinander und die Unterstützung der Arbeitgeber bei den BEM-Verfahren in den Betrieben sein.

Das führt mich zu meiner Schlussbemerkung: „Du sollst deine Zuständigkeit prüfen, nicht deine Unzuständigkeit." Das war der Grundgedanke der BAR- „Richtlinien über Auskunfts- und Beratungsstellen" von 1971, die in einer Auflage von 13.000 Stück viele interessierte Abnehmer fanden.

Der Satz war damals wie heute richtig und er hat auch an Aktualität nichts eingebüßt. Denn es geht um die konkrete Aufgabe der BAR: Gute (!) Sozialleistungen. Dies ist Voraussetzung für das Vertrauen der Bürgerinnen und Bürger in den Staat und den Sozialstaat. Hier liegt – wie schon eingangs ausgeführt – auch aktuell Ihre hohe Verantwortung. Und dafür braucht man Kraft und Leidenschaft. Und die kann man mit gemeinsamen Feiern stärken.

In diesem Sinne alles Gute für (weitere) 50 Jahre BAR und eine gelungene Jubiläumsfeier heute.

Vielen Dank für Ihre Aufmerksamkeit.

Denken, planen und handeln im gegliederten Sozialleistungssystem – Aufgaben und Selbstverständnis der BAR

von Prof. Dr. Helga Seel, Geschäftsführerin
Bundesarbeitsgemeinschaft für Rehabilitation e.V. (BAR)

Rehabilitation – eine Investition in die Zukunft

Teilhabe und Rehabilitation sind keine Nischenthemen und Menschen mit Handicap sind keine Randgruppe. Etwa zehn Prozent der Gesamtbevölkerung in Deutschland sind Menschen mit Behinderungen. Die Ursachen von Behinderungen sind unterschiedlich: Behinderungen können angeboren sein oder im Laufe des Lebens durch Unfall, Krankheit oder andere Ursachen entstehen. Jeder kann in die Situation kommen, eine Behinderung zu erwerben, in seiner Teilhabe beeinträchtigt zu sein und Hilfe zu benötigen.

Menschen, die aufgrund ihrer Behinderung in ihrer Teilhabe beeinträchtigt sind, haben Anspruch auf Unterstützung. Im Sinne von Inklusion ist es ein klarer Auftrag an die Gesellschaft und an den Sozialstaat, Barrieren abzubauen, die Menschen mit Handicap behindern und Hilfen anzubieten für deren bestmögliche Teilhabe.

Dabei ist Rehabilitation nicht nur ein Unterstützungssystem, um Menschen zu helfen. Gesamtgesellschaftlich gesehen ist es eine notwendige und lohnende Investition in die Zukunft, denn Prävention und Rehabilitation sind auch volkswirtschaftlich sinnvoll. Dieses Image von Rehabilitation muss durch Überzeugung und gezielte Information gesteigert werden. Als trägerübergreifende Organisation fühlt sich die BAR diesen Zielen verpflichtet. Mit ihrem Verständnis, Teilhabe braucht Rehabilitation, sowie ihren Aufgaben, Möglichkeiten und Ergebnissen will sie zur Zielerreichung beitragen.

Rehabilitationsträger als Weichensteller

Das Spektrum an spezifischen Förder-, Rehabilitations- und Teilhabeleistungen im deutschen Sozialleistungssystem ist beachtlich und wird mit dem Bundesteilhabegesetz (BTHG) noch ausgeweitet. Mit diesem Gesetz hat der Gesetzgeber auch entschieden, am gegliederten Sozialleistungssystem festzuhalten: Acht Leistungsträger, unterschiedliche Zuständigkeiten, ein für die Träger untereinander definiertes Verhältnis von Vorrangigkeit und Nachrangigkeit sowie zahlreiche Schnittstellenkonstellationen prägen das System.

Wenn Heribert Prantl die Rehabilitation als Instrument einer Schicksalskorrektur (vgl. Seite 24) bezeichnet[1], dann sind die Reha-Träger Weichensteller für die Teilhabe des einzelnen Menschen mit Handicap. Sie tragen innerhalb dieses Systems eine hohe Verantwortung, wenn sie entscheiden,

- ob und welche Teilhabeleistungen sie bewilligen,
- wie sie die ihnen zur Verfügung stehenden Möglichkeiten zum Wohl des Menschen mit Behinderung anwenden und eben auch, wenn sie diese nicht nutzen,
- wie sie die ihnen zur Verfügung stehenden Beiträge ihrer Versicherten bzw. Steuergelder verantwortungsvoll einsetzen,
- wie sie den individuellen Reha-Prozess mit allen Beteiligten planen und umsetzen.

Es ist hinreichend erwiesen, dass auch und gerade bei komplexem Hilfebedarf – neben den einzelnen Leistungen – die „drei K" Kooperation, Koordination und Konvergenz als Kernauftrag der BAR zwingende Voraussetzung für gute Entscheidungen sind.

Handlungsleitend für die BAR: Trägerspezifisch und trägerübergreifend verbinden

Entschieden fordert der Gesetzgeber mit dem BTHG mehr und besseres gemeinsames Planen und Handeln der Träger ein. Dafür sind wesentlich konkretere Vorschriften als bisher im neuen Gesetz verankert. Vernetzung und Zusammenarbeit sind also nicht ins Belieben der Akteure gestellt und sind nicht zum „Nulltarif", das heißt ohne Verständigung und gegebenenfalls Anpassung bisheriger Vorgehensweisen, zu erfüllen.

Grundlage für die Reha-Träger sind die jeweiligen Sozialgesetzbücher, die trägerspezifische Vorgaben enthalten und damit auch Binnenlogiken für die einzelnen Trägerbereiche etablieren. Als Klammer und zentrale, trägerübergreifende Vorschrift beinhaltet das novellierte SGB IX auf der einen Seite verbindliche Regeln für das Zusammenwirken. Es lässt den Akteuren auf der anderen Seite aber immer noch ausreichend Raum, ihr Zusammenwirken selbst zu gestalten, über Gemeinsame Empfehlungen (GE), über Vereinbarungen, über Abstimmungen. Dies zu unterstützen ist eine der zentralen Aufgaben der BAR.

---

1 Die Verweise auf Autoren beziehen sich auf deren Beiträge in diesem Buch.

Die „Kunst" Zusammenarbeit im Bereich von Rehabilitation und Teilhabe über diese Instrumente zu gestalten, besteht darin, kreativ die Nutzung der eigenen Möglichkeiten in den Vordergrund zu stellen und weniger den Schutz der eigenen Grenzen. Zu verkennen ist nicht, dass sich Trägerspezifik und Trägerübergreifendes an manchen Stellen gegenseitig im Weg stehen und dies macht den Trägern das Zusammenwirken nicht einfach. So sind zum einen die neuen Vorschriften des BTHG komplex, und zum anderen gibt es im Sozialleistungssystem durchaus Verwerfungen in Bezug auf Wirkungszusammenhänge. Und dennoch: Trägerspezifisch und trägerübergreifend sind keine unvereinbaren Gegensätze. Die Güte liegt vielmehr darin, beides klug miteinander zu verbinden.

Das kann dann gelingen, wenn Ausgangspunkt für trägerübergreifende Vereinbarungen eben nicht vorrangig die Binnenlogik eines einzelnen Trägerbereichs ist, sondern die Verantwortung, die jeder Träger hat: die Teilhabe für den Menschen mit Beeinträchtigung bestmöglich zu unterstützen und das, was von den Trägern selbst ja auch als Leistungsangebote beworben wird, dafür offensiv und umfassend einzusetzen.

Nichts anderes meint das Prinzip, sich an den Bedarfen und Bedürfnissen des Menschen mit Behinderung zu orientieren und bei den Überlegungen von ihm auszugehen. Der Mensch denkt nicht in den Säulen des gegliederten Sozialleistungssystems. Sein Unterstützungsbedarf richtet sich nicht nach dem Sozialgesetzbuch eines einzelnen Trägerbereichs, sondern nach den Erfordernissen für seine bestmögliche Teilhabe.

Den Menschen mit Behinderung in den Mittelpunkt zu stellen ist deshalb keine leere Floskel, sondern Leitsatz, den jeder in seiner Aussage nicht nur unterschreibt, sondern erkennbar beachtet. Für die BAR gilt er als „Handwerkszeug", wenn es zum Beispiel darum geht, Grundlagen für die Gestaltung des Reha-Prozesses zu erstellen oder Informationen aufzubereiten.

Partizipation ist keine Einbahnstraße

Auch auf Ebene der BAR darf es kein Feigenblatt sein, Menschen mit Behinderung an Vorhaben zu beteiligen, die auf ihre Teilhabe ausgerichtet sind. Wenn es um die Erarbeitung von Regelungen wie zum Beispiel für die Gestaltung des Reha-Prozesses geht, ist die Expertise der Betroffenen notwendig. Mit „Nichts über uns ohne uns" wird die Beteiligung ja auch eingefordert, und getroffene Regelungen werden auch in den Dienst der Betroffenen gestellt.

Gesetzliche Vorschriften wie untergesetzliche Regelungen haben eine dienende Funktion. Von daher kann der Auftrag nicht primär darin bestehen, ein Gesetz und seine Vorschriften umzusetzen. Auch aktuell kann nicht die

Umsetzung des BTHG das Ziel sein. Um technokratische Auswüchse darf es also nicht gehen – die Gefahr ist gegeben, denken wir an die Vorschriften rund um die Planung von Teilhabe. Stattdessen soll es gelingen, die Regelungen im Sinne der Menschen mit Behinderung, aber auch der Reha-Berater vor Ort so pragmatisch zu gestalten, dass sie flexibel anzuwenden sind, und dass Spielräume proaktiv, zugewandt und individuell genutzt werden können. Reha-Maßnahmen zum Erfolg führen und selbstbestimmte Teilhabe des Menschen mit Handicap erreichen – diesem Ziel dienen die Regelungen.

Im Selbstverständnis der BAR hat Partizipation noch einen anderen Stellenwert. Das Sozialleistungssystem als „Buch mit sieben Siegeln," das BTHG als Einladung der Rehabilitandinnen und Rehabilitanden zur aktiven Mitwirkung an „ihrem eigenen Fall"? Mitwirken kann und möchte, wer sich orientiert und gut informiert fühlt. Menschen mit Behinderung sind Experten in eigener Sache – sie müssen nicht Experten im Sozialleistungssystem sein, um an die ihnen zustehenden Hilfemöglichkeiten zu kommen. Dies gilt auch für betreuende Personen, wenn der Betroffene seine Interessen nicht oder noch nicht selbst vertreten kann.

Wenn Menschen das Sozialleistungssystem mit seinen Zuständigkeiten als Dschungel und Wirrwarr wahrnehmen, dann müssen wir uns damit auseinandersetzen und tätig werden. Die Herausforderung an die Leistungsträger und an die BAR liegt darin, Mitwirkung „attraktiv" zu machen. Wenn dafür auch die Bekanntheit der Leistungsangebote erhöht werden soll, dann muss die Information darüber möglichst einladend sein. Das beginnt mit adressatenorientierter Aufklärung. An Material mangelt es nicht. Es gilt vielmehr, die Fülle an Informationen über Rehabilitation zu bündeln, Orientierung zu bieten und Informationen überschaubar zu gestalten, sie adressatengerecht, klar und verständlich aufzubereiten.

Dies ist nicht nur für die Bekanntmachung von Unterstützungsmöglichkeiten von Bedeutung. Damit die gesetzlichen Vorschriften ihre Wirkung erzielen, müssen auch sie in Alltagsrecht übersetzt und praxistauglich ausgestaltet werden. Die Erwartung ist eine bürgernahe Verwaltung. Ein Mensch mit Behinderung muss nicht – es sei denn er will – wissen, wie interne Verwaltungsverfahren bei und zwischen den Trägern ablaufen. Wohl aber ist es für ihn wichtig zu wissen, wie er das, was für ihn und seine Teilhabe maßgeblich ist, in den Reha-Prozess einbringen kann. Vereinfachung gilt deshalb auch für die – unvermeidliche – Bürokratie. Bürokratie bürgerfreundlich und verwaltungsökonomisch gestalten: In diesen Kontext sind auch die immer wieder erhobenen Forderungen nach einem einheitlichen Reha-Antrag zu stellen, denen die Träger auf Ebene der BAR derzeit nachgehen.

Mitwirkung ist schließlich auch eine Form von Zusammenarbeit und braucht Kompromissbereitschaft: Antragsteller auf Reha-Leistungen und Reha-Träger dürfen sich nicht als Gegner verstehen. Für die Reha-Träger darf nicht die

Restriktion handlungsleitend sein. Gleichzeitig gilt aber auch: Nicht alles, was Menschen mit Behinderung für sich wünschen, wird durch die Reha-Träger erfüllbar sein. Der Reha-Prozess ist gelegentlich auch ein Prozess des Miteinander-Aushandelns, in dem es den Reha-Trägern obliegt, auf der Grundlage des Wunsch- und Wahlrechts in Alternativen zu denken und Möglichkeiten anzubieten.

Weiterentwicklung als ständiger Begleiter

Die Gesellschaft ist geprägt von Entwicklungen, die immer wieder neue Fragen aufwerfen, Umsteuerung notwendig machen und Anpassung erfordern. Auch Rehabilitation und Teilhabe müssen sich dieser Dynamik stellen. Woher nehmen wir Ansatzpunkte, dass und wie Anpassungen und Veränderungen vorgenommen werden müssen?

Mit unserer sich verändernden Gesellschaft steigt auch das Aufkommen gesundheitlicher Beeinträchtigungen, verändern sich und entstehen neue Krankheitsbilder; schließlich hat auch der medizinische Fortschritt Auswirkungen. Dazu ein aktuelles Beispiel aus der Arbeit der BAR: Wenn schwerstverletzte Menschen heute dank unserer Hochleistungsmedizin überleben, dann muss konsequenterweise gefragt werden, welche Form von Rehabilitation es für die Teilhabe der häufig noch schwer beeinträchtigten Überlebenden braucht. Hierfür sind entsprechende Konzepte notwendig, denn Hochleistungsmedizin und Hochleistungsrehabilitation sind zwei Seiten einer Medaille, wie Wolfgang Seger feststellt (vgl. Seite 185).

Und da wäre noch die Beobachtung des eigenen Tuns und des Tuns der Partner: Die Neigung zu Eigenlob ist nur allzu menschlich – aber: Eigenlob ist verführerisch. Wer sein Handeln nicht kritisch beobachtet und überprüft, wer seine Ergebnisbewertung eher auf das stützt, was er gerne hätte, der wird spätestens dann Fragen ausgesetzt sein, wenn andere die Einschätzung nicht teilen, sie zumindest aber hinterfragen. Transparenz ist für Handelnde wie für Beobachter eine wesentliche Grundlage für Erkenntnisse darüber.

Mit dem Teilhabeverfahrensbericht eröffnen sich für alle Beteiligten Chancen, die gute Qualität der Arbeit zu belegen, aber auch Ansatzpunkte zu entdecken für Verbesserungsbedarfe. Diese können sich an das eigene Tun richten, sie können aber genauso eine Aufforderung an die Partner und auch den Gesetzgeber sein, ihr Tun zu überprüfen und anzupassen.

Wenn Anpassungsnotwendigkeiten erkannt werden, ist „weiter so" keine Lösung. Dann geht es um Veränderungsbereitschaft – und zwar als Stärke, nicht als Schwäche. Staatssekretär Dr. Rolf Schmachtenberg spricht von einer neuen Diskurs- und Denkweise, die sich auf Ebene der BAR zu etablieren beginnt (vgl. Seite 28).

Das gilt auch für den Gesetzgeber: „Der Schlüssel liegt in der Einführung einer lernenden Gesetzgebung, die gesellschaftlichen Wandel akzeptiert, den Bürger aktiv in seiner Betroffenheit beteiligt, Lebensläufe zum Ausgangspunkt der Hilfeleistung nimmt und damit einen ganzheitlichen Ansatz realisiert", wie Karl Hermann Haack formuliert (vgl. Seite 111).

Wir sind, was wir tun

Wir müssen uns schon an die Regeln halten, die wir uns selbst gegeben haben, betonen etliche Verfasser von Beiträgen zu unserer „Festschrift". Diese Forderung kommt nicht von ungefähr. Dass Gemeinsame Empfehlungen eben nur „Empfehlungen" sind, eilte einer GE bislang allzu oft voraus.

Die Qualität von Regeln besteht aber nicht darin, dass es sie gibt. Entscheidend ist das Tun: Vereinbarungen, Empfehlungen, Abstimmungen müssen in Handlungspraxis umgesetzt werden, und erst wenn sie sich für die Akteure als Handlungs- und Entscheidungshilfe und für den einzelnen Menschen als Unterstützung bewähren, haben wir es geschafft, gute Regelungen zu etablieren. Menschen mit Behinderung haben ein sehr feines Gespür, ob und wie sich Abstimmungsprozesse im Reha-Geschehen verbessern. Es ist wichtig, wenn Träger für sich selbst festhalten, auf einem guten Weg zu sein. Wenn die Betroffenen diese Einschätzung aus ihrer Erfahrung heraus bestätigen, dann ist sie richtig.

Dabei sind es nicht Systeme oder Institutionen, die miteinander arbeiten, sondern Menschen. Deshalb ist Zusammenarbeit auch sehr stark von Menschen abhängig und kann nicht einfach verordnet werden. Wer als Berater bei einem Reha-Träger Zusammenarbeit eher als Last empfindet, wird sich schwer tun – wer Lust auf das Arbeiten miteinander hat, wird Zusammenarbeit als Gewinn erkennen.

Gerade bei komplexem Hilfebedarf kommt es aber entscheidend auf die Qualität von Zusammenarbeit an. Qualität und Qualifizierung hängen eng zusammen. Neben einem breit angelegten Wissen im gegliederten Sozialleistungssystem brauchen die Reha-Berater vor Ort in steigendem Maße kommunikative Kompetenzen und Empathie-Fähigkeit. Auch setzt eine offensive Nutzung von Möglichkeiten der Rehabilitation die Verständigung auf eine entsprechende Haltung als strategische Ausrichtung in den einzelnen Trägerbereichen voraus, ebenso die Vermittlung dieser strategischen Ausrichtung und die Qualifizierung der Reha-Berater.

Mit ihrer Expertise wird sich die BAR im Bereich Fort- und Weiterbildung mit trägerübergreifenden Themenstellungen einbringen und hierbei den Anspruch „Wir sind, was wir tun" beachten.

Im Miteinander liegen Verstärkung und Stärke

Im Bereich von Reha und Teilhabe kann kein Akteur einen Alleinvertretungsanspruch erheben. Auch nehmen die Herausforderungen einer inklusiven Gesellschaft keine Rücksicht auf Abgrenzungen aufgrund von Zuständigkeiten. Die Anforderungen werden steigen und ganz bestimmt nicht von einem Träger alleine bewältigt werden können, auch nicht in Ausschnitten. Zum einen brauchen Antworten auf die Anforderungen einer immer vielfältiger werdenden Gesellschaft den Blick über den eigenen Tellerrand. Zum anderen wird die Funktionsfähigkeit des Sozialleistungssystems wesentlich davon abhängen, wie gut es den Trägern gelingt, verstärkt systemisch zu denken, zu planen und zu handeln – durchaus im Sinne einer Solidargemeinschaft. Und weiter erfordert Inklusion von den Leistungsträgern, dass sie sich an die Erfordernisse von Menschen mit Beeinträchtigung anpassen – nicht umgekehrt.

Dinge miteinander zu tun, heißt immer auch sich öffnen, voneinander lernen, sich anpassen, Kompromisse eingehen, sich bewegen in eine Richtung, die von der gemeinsamen Verantwortung vorgegeben wird. Der Mehrwert, der dadurch erzielt wird, liegt im Reha-Erfolg für den Einzelnen, in der Arbeitsökonomie für den Berater, in Transparenz für alle und letzten Endes auch im wirksamen Einsatz der zur Verfügung stehenden Möglichkeiten. Wenn das gelingt, wird dies auch volkswirtschaftlich von hohem Nutzen sein.

Die BAR als Plattform für Verständigung

Das gemeinsame Ziel, den Menschen mit Behinderung in den Mittelpunkt zu stellen, seine Lebenssituation zu verbessern sowie die Personenzentrierung konsequent voranzutreiben verfolgt das Bundesteilhabegesetz als zentrale sozialpolitische Reform.

Die BAR als Plattform für Verständigung, gerne auch als „Denkfabrik", wie Martin Litsch (vgl. Seite 168) sie bezeichnet, kann und will mit ihrem trägerübergreifenden Auftrag und ihrer Expertise dazu ihren Beitrag leisten. Und zwar im Geist von: „In dubio pro… – im Zweifel FÜR den Hilfebedürftigen" wie Heribert Prantl (vgl. Seite 23) es in seiner Festrede zum 50-jährigen Jubiläum der BAR uns allen mit auf den Weg gibt.

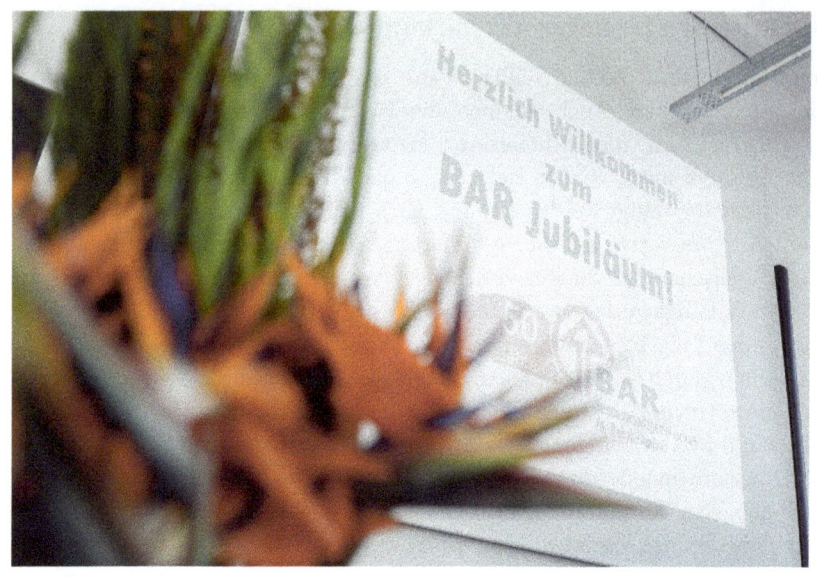
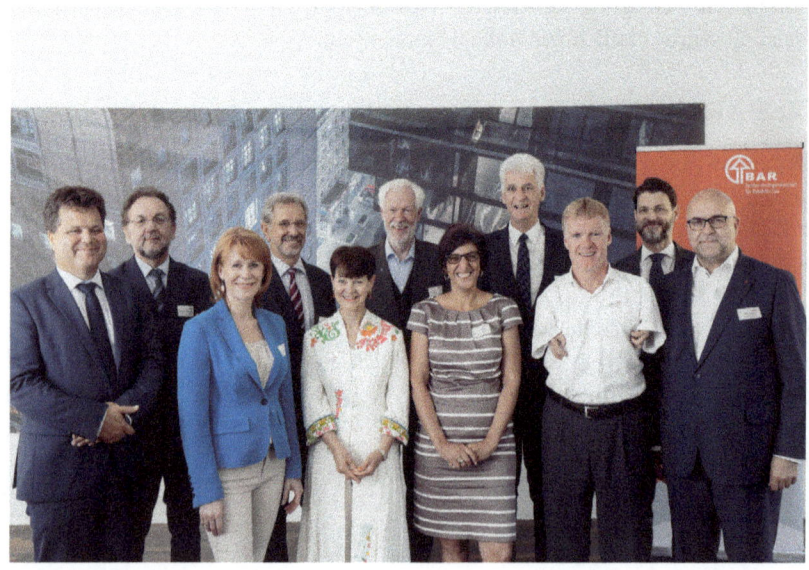

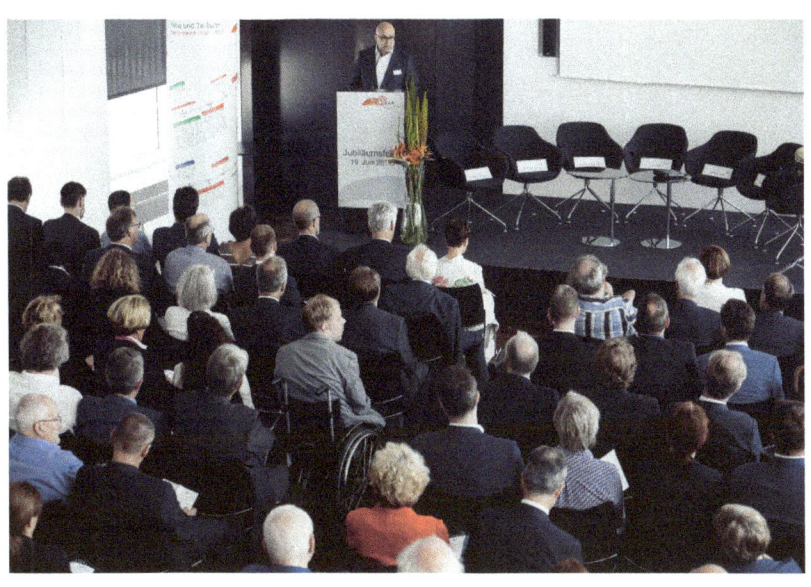

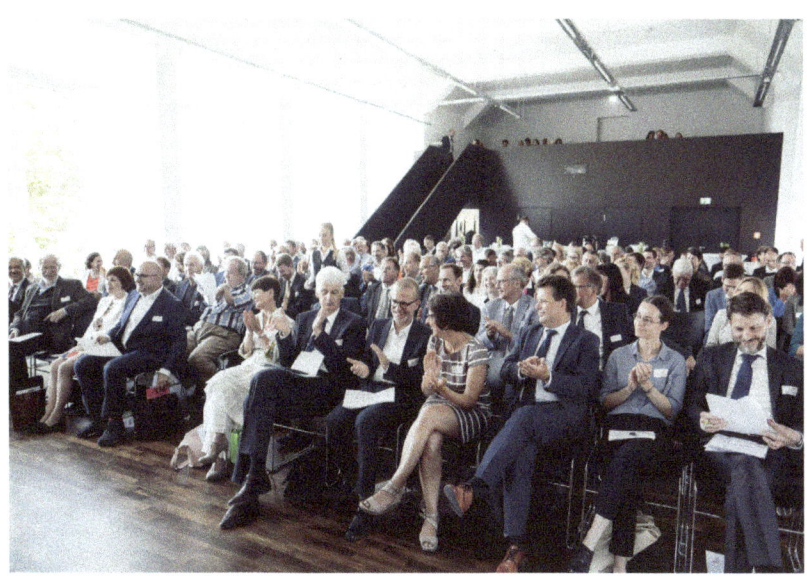

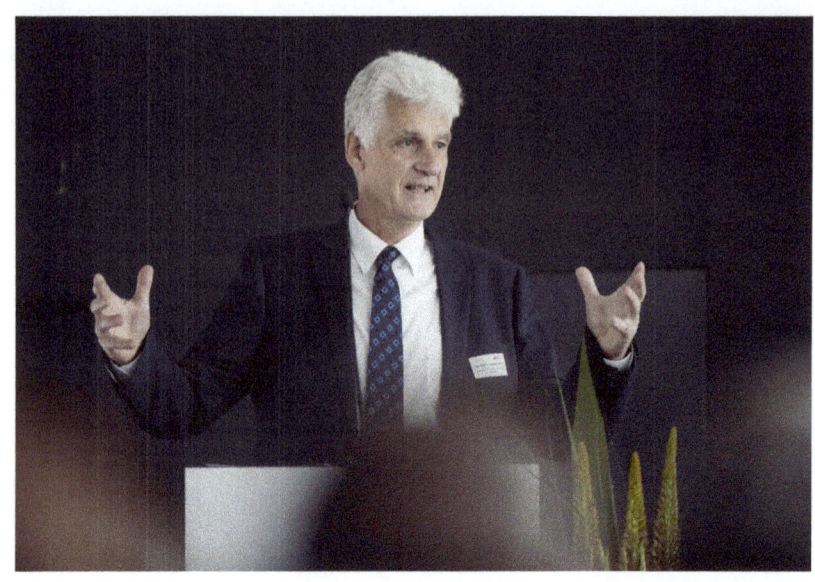

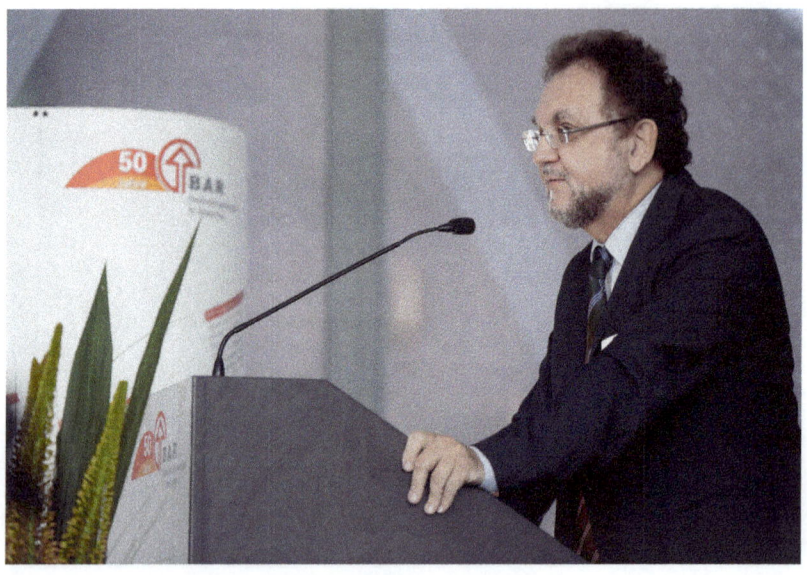

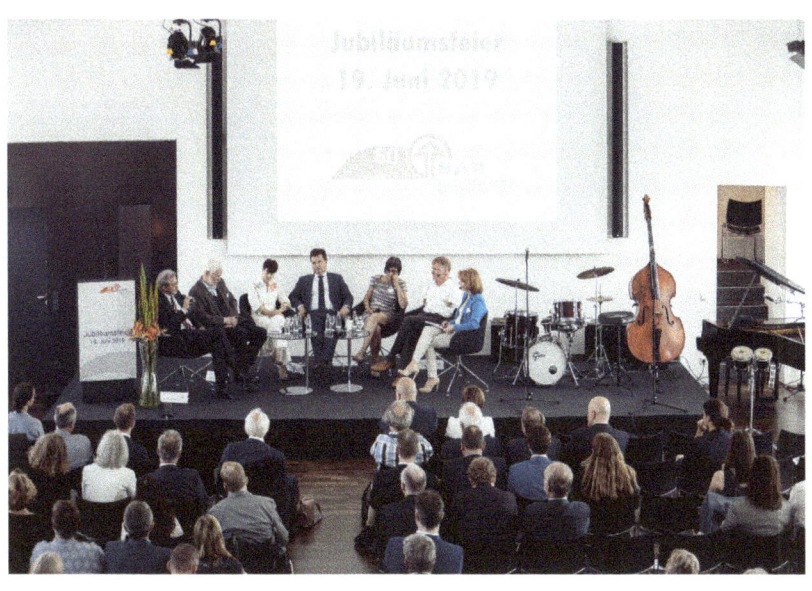

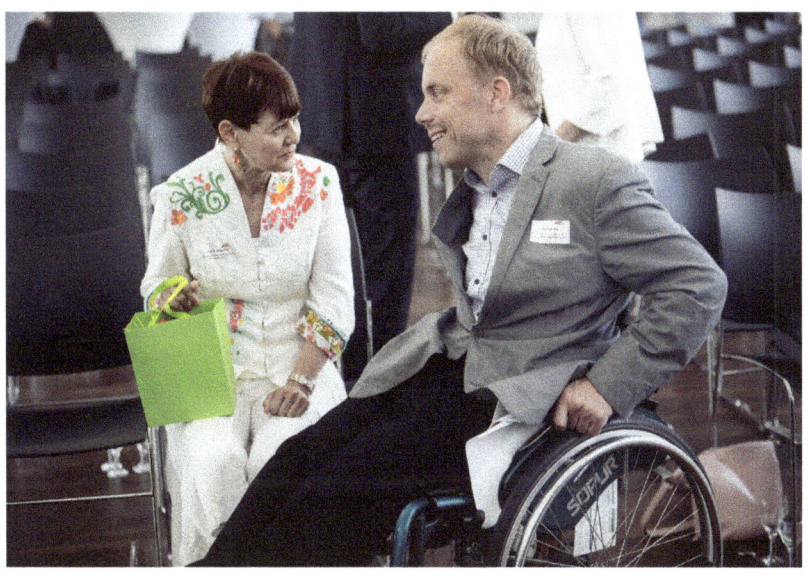

Gesellschaftliche Entwicklungen

Rehabilitation ist eine Investition in die Zukunft

von Prof. Dr. Joachim Breuer, Präsident Internationale Vereinigung für Soziale Sicherheit (IVSS)

An zwei Tagen in der Woche fährt Kristina Vogel zum Reha-Training ins Unfallkrankenhaus Berlin. Sie macht sich warm und steigt in den Spacecurl, ein Gerät, das ihre Rumpfmuskulatur trainiert. Solche Details sind in Berichten über Vogels Leben nach ihrem Trainingsunfall zu lesen. Seit dem Unfall sitzt die Olympiasiegerin im Bahnradfahren im Rollstuhl. Kristina Vogel geht offensiv mit ihrer Geschichte um. Sie spricht über ihr neues Leben, über die Barrieren, die sie ärgern, und die kleinen alltäglichen Erfolge, die ohne eine gute Rehabilitation nicht möglich wären.

Kristina Vogel macht öffentlich, was die meisten Menschen in einer vergleichbaren Situation erleben: Rehabilitation ist unabdingbar, damit sie wieder teilnehmen können am Alltag. Rehabilitation ermöglicht ihnen eine höhere Lebensqualität. Diese Sätze hören sich heute selbstverständlich an. Aber noch vor wenigen Jahrzehnten galten rehabilitative Maßnahmen als überflüssige Investition.

Was hat diesen Sinneswandel bewirkt? Einen wesentlichen Impuls hat 2006 das „Übereinkommen der Vereinten Nationen über die Rechte von Menschen mit Behinderungen" (UN-BRK) gegeben. Das grundlegende Ziel, das darin formuliert wird, ist die Inklusion in allen Lebensbereichen von der Barrierefreiheit bis zur Beschäftigung. Artikel 26 widmet sich explizit der Rehabilitation und Habilitation. Dort heißt es: „Die Vertragsstaaten treffen wirksame und geeignete Maßnahmen, (…) um Menschen mit Behinderungen in die Lage zu versetzen, ein Höchstmaß an Unabhängigkeit, umfassende körperliche, geistige, soziale und berufliche Fähigkeiten sowie die volle Einbeziehung in alle Aspekte des Lebens und die volle Teilhabe an allen Aspekten des Lebens zu erreichen und zu bewahren."

Bislang haben 160 Länder, darunter auch Deutschland, die Konvention unterzeichnet. Das bedeutet aber nicht, dass in all diesen Ländern die Inklusion schon erreicht wäre. Sie bleibt ein Ziel, an dessen Verwirklichung beständig gearbeitet werden muss. Das gilt auch für die Maßstäbe der Habilitation und Rehabilitation, die Artikel 26 ausführt. Wie es international tatsächlich um die Inklusion und Rehabilitation von Menschen mit Behinderungen bestellt ist, zeigen einige

Zahlen, die Rehabilitation International (RI)[1] zusammengestellt hat: 82 Prozent aller Menschen mit Behinderung leben in Entwicklungsländern. Dort gibt es kaum barrierefreie Standards. So haben in Afrika nur ein bis zwei Prozent der Menschen mit Behinderung Zugang zu medizinischer Versorgung, Rehabilitation und Bildung. In Indien wiederum müssen Menschen mit Behinderung die Kosten für Hilfsmittel und Anwendungen selbst tragen. Das führt dazu, dass sie oft unterhalb der Armutsgrenze leben. Armut ist eine der größten Bedrohungen für Menschen mit Behinderung. Ein zentraler Grund dafür ist, dass sie daran gehindert werden, einer geregelten Arbeit nachzugehen. Sei es durch natürliche Barrieren im öffentlichen Raum oder durch Vorurteile. Auch in Deutschland liegt die Arbeitslosenquote der Menschen mit Behinderung immer noch fast doppelt so hoch wie die der Menschen ohne Behinderung. Wer hieran etwas ändern will, der muss sich den Barrieren in den Köpfen zuwenden, und die sind oft härter als die aus Stein.

Dabei kann es sich keine Gesellschaft leisten, das Potenzial der Menschen mit Behinderung brach liegen zu lassen. Beschäftigung ist dabei – ebenso wie Bildung – ein Schlüssel zur Inklusion. Investitionen in Rehabilitation und Wiedereingliederung verbessern nicht nur das Leben der Betroffenen. Auch für Unternehmen und die Gesellschaft als Ganzes gilt: Jeder Euro, der in Beschäftigungsfähigkeit investiert wird, macht sich mehrfach bezahlt. In einer Studie[2] hat die Internationale Vereinigung für Soziale Sicherheit (IVSS) zusammen mit ihren Partnern zeigen können: Sozialversicherungsträger erzielen durch erfolgreiche Arbeitswiedereingliederung („Return to Work") für jeden in Rehabilitation investierten Euro eine Rendite von 2,90 Euro. Für Unternehmen liegt der Kosten-Nutzen-Faktor sogar bei 1 zu 3,7. Ein Argument, das für sich spricht.

Mit der Ausbildung zum zertifizierten Disability Manager[3], die weltweit in 64 Ländern angeboten wird, steht zudem eine Struktur bereit, die eine qualitätvolle Wiedereingliederung als Schlussstein einer erfolgreichen Rehabilitation garantiert.

All diese Argumente können helfen, noch mehr Verantwortungsträger in Politik und Wirtschaft davon zu überzeugen, dass Rehabilitation eine notwendige und lohnende Investition in die Zukunft ist. Zu oft wird nur auf die kurzfristigen Kosten geschaut und nicht auf die mittel- und langfristigen Wirkungen einer gut etablierten Rehabilitation und Wiedereingliederung. Mit einem Blick, der am Tellerrand verharrt, werden wir aber keine adäquaten Antworten finden auf die Bedürfnisse einer von Vielfalt geprägten Weltgemeinschaft.

---

1   http://www.riglobal.org/
2   https://www.issa.int/zh_CN/-/the-return-on-work-reintegration
3   https://www.dguv.de/disability-manager/partner/index.jsp

Bundesteilhabegesetz (BTHG) 2.0 – wie Digitalisierung das Leben sozialer machen kann

von Dr. Edlyn Höller, Stellvertretende Hauptgeschäftsführerin
Deutsche Gesetzliche Unfallversicherung (DGUV)

Genauso wie die Digitalisierung unseren Alltag verändert hat, verändert sie auch den Alltag von Menschen mit Behinderung. Nach einer Online-Umfrage der Aktion Mensch unter mehr als 600 Menschen mit Behinderung ist diese Gruppe überdurchschnittlich stark im Web aktiv. Demnach sind Menschen ohne Behinderung an etwa 5,1 Tagen pro Woche im Internet, bei Menschen mit einer Behinderung sind es rund 6,5 Tage pro Woche.[1] Das mag verwundern, ist aber eigentlich nur Ausdruck eines menschlichen Grundbedürfnisses: Interaktion mit anderen Menschen!

An der digitalisierten Welt teilzuhaben, ist integrationspolitisch von großer Bedeutung, denn gerade das Internet mit sozialen Netzwerken, barrierefreien Angeboten und 24/7 Erreichbarkeit bietet Menschen mit und ohne Behinderung einen Mehrwert an sozialer Teilhabe. Umso erstaunlicher, dass das Bundesteilhabegesetz zwar zum Ziel hat, die Lebenssituation von Menschen mit Behinderungen im Sinne von mehr Teilhabe und mehr Selbstbestimmung zu verbessern und die Eingliederungshilfe zu einem modernen Teilhaberecht weiterzuentwickeln,[2] das Wort „Digitalisierung" aber nicht einmal vorkommt.

Wie modern kann ein Gesetz sein, das Digitalisierung als Aspekt von Teilhabe nicht mitdenkt? Dabei bietet gerade das Internet die Möglichkeit, dass Menschen mit Behinderung aktiv, vernetzt, informiert und damit auch kritisch interagieren können. Und das Smartphone könnte ein potentieller Türöffner für eine gleichberechtigte Teilhabe sein.

---

1 https://www.einfach-fuer-alle.de/artikel/zahlen-und-fakten-zur-mobilen-barrierefreiheit/
2 https://www.gemeinsam-einfach-machen.de/GEM/DE/AS/Umsetzung_BTHG/Gesetz_BTHG/Gesetz_node.html;jsessionid=4204BC103630EBE6207BB69840FEBC28.2_cid345

Digitale Helfer als Hilfsmittel?

Dazu müssten aber Angebote aus der analogen Welt in die digitale transformiert werden. Das hat zunächst einmal nichts mit einer inhaltlichen Veränderung von Prozessen zu tun. Sondern es geht darum, Inhalte zu verschieben. In der Verwaltung bedeutet das: Vom Papier in den Computer. Auf die soziale Teilhabe übertragen wären das zum Beispiel digitale Hilfsmittel, die den Alltag erleichtern.

Um nicht falsch verstanden zu werden: Es geht nicht darum, Menschen mit Behinderungen in ihr häusliches Umfeld zu verbannen und vom öffentlichen Leben auszuschließen. Es geht darum, ihnen den Alltag zu erleichtern mit digitalen Angeboten, die es ihnen ermöglichen, das Leben möglichst selbstbestimmt und flexibel zu gestalten – im Übrigen gilt das auch für Menschen ohne Behinderungen. Eine App, die anzeigt, an welchen Bahnstationen die Aufzüge kaputt sind, hilft Müttern mit Kinderwagen ebenso wie Menschen im Rollstuhl. Sich Formulare vorlesen zu lassen, erleichtert Blinden ebenso den Alltag wie älteren Menschen, deren Augen nachlassen. Wenn dann noch mittels Spracherkennung geantwortet werden kann, das Formular nicht mehr zur Post gebracht werden muss, sondern online verschickt werden kann, dann kann das für alle Menschen von Nutzen sein. Wichtig ist, dass dem Betroffenen die Wahl bleibt, ob er sich lieber zu Hause das Formular vorlesen lässt – gegebenenfalls so lange, bis er das Gefühl hat, alles verstanden zu haben – oder sich lieber von einem Mitarbeiter der örtlichen Eingliederungshilfe direkt beraten lässt. Für Menschen mit Behinderung kann die Digitalisierung vor allem Unabhängigkeit bedeuten. Unabhängig davon, auf die Hilfe anderer angewiesen zu sein. Teilbereiche des Lebens können mithilfe des Smartphones und den entsprechenden Apps eigenständiger gemeistert werden.

Dabei gilt es – wie immer – die Balance zu waren. Gesellschaftliche Teilhabe funktioniert zwar mehr und mehr über digitale Medien. Dadurch können aber neue Barrieren entstehen – zum Beispiel durch fehlende Bildungsangebote in Bezug auf Mediennutzung und nicht zuletzt durch fehlende technische Ausstattung.

Gesetze dienen dazu, die gesellschaftlichen Verhältnisse zu gestalten. Mit ihnen greift der Staat in alle Lebensbereiche ein und reagiert auf aktuelle soziale und wirtschaftliche Entwicklungen. Mit digitalen Anwendungen gelingt es, Menschen mit Behinderungen stärker am gesellschaftlichen Leben teilhaben zu lassen.

Digitalisierung beginnt – ebenso wie Barrierefreiheit – in den Köpfen der Entscheidungsträger. In einer Welt, in der wir gemäß Art. 3 des Grundgesetzes und den Grundsätzen der UN-Behindertenrechtskonventionen niemanden ausschließen wollen, ist es deshalb unverzichtbar, sich darauf zu verständigen, die Potenziale, die die Digitalisierung für Soziale Teilhabe und Inklusion bringen kann, auch zu nutzen.

Es gilt, in einem BTHG 2.0 Brücken und Hilfestellungen zu schaffen, damit auch niemand in der digitalisierten Welt abgehängt wird.

Vom Objekt der Fürsorge zum selbstbestimmten Individuum: Gesellschaftlicher Wandel im Spiegel der Sprache

von Jürgen Hohnl, Geschäftsführer Gemeinsame Vertretung der Innungskrankenkassen (IKK e.V.)

Wer wie ich in den 1970er Jahren in die Schule gegangen ist, mag sich noch erinnern: Die Verwendung von diskriminierenden Ausdrücken war zwar nicht „normal", aber doch gerade auf dem Schulhof leider gang und gäbe. Ich erinnere mich an leichthin geäußerte Bemerkungen, wie „Hey, Du Spasti" oder irgendwas sei „total behindert". Auch außerhalb des rüpeligen Schulhofes blieb der Umgang mit körperlich oder geistig eingeschränkten Menschen in der Regel ein distanzierter, dem ein Moment der Überheblichkeit seitens des „nicht" eingeschränkten" Gegenübers innewohnte. Das lässt sich auch am öffentlichen Sprachgebrauch jener Zeit festmachen: Bestes und prägnantestes Beispiel ist hier die 1964 gegründete „Aktion Sorgenkind". Positiv war sicherlich der Ansatz, das Thema „Behinderung" in den öffentlich rechtlichen Medien in den Fokus zu stellen, also eine Auseinandersetzung auch für diejenigen zu ermöglichen, die bisher keinen Zugang zum Thema hatten. Die Namenswahl spiegelte dabei aber eben auch den Umgang mit den betroffenen Menschen wider – nämlich als bekümmerungswürdiges Objekt, nicht als eigenständiges Subjekt – und prägte damit nachhaltig die Sicht der Gesellschaft. Um bei dem Schulbeispiel zu bleiben: Was heute als „Förderschule" bezeichnet wird, hieß zu meiner Jugend noch Sonder- oder Hilfsschule. Die Bezeichnung stand ohne Zweifel für eine „Stigmatisierung der Schüler als „ausgesonderte Menschen".[1]

Ursächlich für die Wahrnehmung eingeschränkter Personen als Objekte war ein weit im vorvergangenen Jahrhundert angesiedelter Umgang mit behinderten Menschen. Behinderung sei einst biologistisch definiert worden, weiß die Historikerin Elsbeth Bösl. Medizinisch konstatierte „Andersheiten" seien als Defekt und Störung gedeutet worden, die mit den Mitteln des Sozialstaats, der konfessionellen Fürsorge (bezeichnenderweise hieß sie offiziell „Krüppelfürsorge")

---

1 Wikipedia: Förderschule [Abruf 15.6.2019].

und der privaten Wohltätigkeit gelöst werden sollten. Die als defizitär klassifizierten Menschen sollten an die funktionalen Erwartungen der bürgerlichen, kapitalistischen Gesellschaft" angepasst werden.[2]

Nach dem zweiten Weltkrieg blieb der konzeptionelle Kern der (bundes-)deutschen Behindertenpolitik weiterhin das medizinische „Defizitmodell", das Normalisierungsziel und das Rehabilitationsparadigma. Behinderung wurde immer noch als funktionale Einschränkung angesehen und mit „Leid" gleichgesetzt – dem „hilfsbedürftigen" Menschen mussten seitens der Gesellschaft Hilfestellungen angedacht werden, die ihn (wenigstens einigermaßen) am produktiven Leben teilnehmen ließen. Im Sprachgebrauch der Zeit hieß das dann „beschützende Werkstätten" oder „Behindertenwerkstätten". 2001 hat die Bezeichnung „Werkstatt für behinderte Menschen" Eingang in das Sozialgesetzbuch gefunden. Sicherlich ein wichtiger Schritt, auch wenn Zweifel bestehen, ob damit „der Schutzgedanke im Zeitalter der UN-Behindertenrechtskonvention von allen Beteiligten als ‚veraltet' bewertet wurde."[3]

Der Gedankengang dahinter: keine wie auch immer geartete produktive Tätigkeit, kein erfülltes Leben. Das Tragische: Die Betroffenen selbst mussten dieses Bild des Hilfsbedürftigen lange transportieren. Um Ansprüche vor den Sozialleistungsträgern geltend zu machen und Nachteilsausgleiche zu erlangen, mussten Behinderte die Legitimationskette „behindert – arm – hilfsbedürftig" bedienen. Von Integration, Gleichstellung oder gar Inklusion war noch lange keine Rede. Erst mit den seit Ende der 1970er Jahre entstandenen Emanzipationsbewegungen eingeschränkter Menschen, organisiert oft in den provokant genannten „Krüppelgruppen", begann sich das Bild vom Objekt sehr langsam in das des Individuums zu wandeln. Ziele waren der Abbau von Alltagsbarrieren und gesellschaftliche Integration. 1984 rief die UNO das „Internationale Jahr der behinderten Menschen" aus, wobei aber aus heutiger Sicht die Betroffenen wiederum zu passiven und dankbaren Hilfsempfängern eines fürsorglichen Sozialwesens abgewertet wurden.

In den kommenden zehn Jahren allerdings begann sich das Bild in Politik, Medien und Gesellschaft stärker zu wandeln. Seit den 1990er Jahren löste Inklusion die Integration ab. An Stelle der Integration, mit der etwas nicht Gleiches gleich gemacht wurde, der Zielpunkt also eine einheitliche Definition von „Normalität" ist, steht bei der Inklusion die Diversität im Vordergrund. Statt

---

2 Vgl. Bösl, Elsbeth: Die Geschichte der Behindertenpolitik in der Bundesrepublik aus Sicht der Disability History, 31. Mai 2010. Online: http://www.bpb.de/apuz/32707/die-geschichte-der-behindertenpolitik-in-der-bundesrepublik-aus-sicht-der-disability-history?p=all.
3 Wikipedia, Behindertenwerkstatt [Abruf 15.6.2019].

Menschen auf Biegen und Brechen in eine Normgesellschaft zu integrieren wird nun eine von Geburt an bestehende Zugehörigkeit aufrechterhalten. Mit diesem Wechsel von einer Defizitorientierung im Hinblick auf eine vermeintliche Normalität hin zur Förderung individueller Fähigkeiten war dann schlussendlich auch der Paradigmenwechsel vom Objekt zum Subjekt verbunden. Dies schlug sich auch politisch nieder: 1994 wurde im Grundgesetz verankert, dass niemand aufgrund einer Behinderung benachteiligt werden darf, 2002 folgte das Gesetz zur Gleichstellung von Menschen mit Behinderungen des Bundes. Erst 2006 trat das Allgemeine Gleichbehandlungsgesetz in Kraft.[4]

2003 wurde das „Europäische Jahr der Menschen mit Behinderungen" ausgerufen. Auch hier zeigt sich der sprachliche Paradigmenwechsel im Vergleich zu dem von der UNO 1984 ausgerufenen „Jahr der Behinderten" sehr deutlich! Der veränderte Umgang, das sich ändernde Bild vom fürsorgebedürftigen, bemitleidenswerten Objekt zum eigenständigen, befähigten Subjekt hat sich sprachlich mit der Umbenennung von „Aktion Sorgenkind" in „Aktion Mensch" 1999, prägend im kollektiven Gedächtnis der bundesdeutschen Gesellschaft verankert[5].

Doch trotz des weiten, zuweilen sicherlich schwierigen Paradigmenwechsels, sind wir, so befürchte ich, noch lange nicht am Ende des Prozesses angekommen. Denke ich an das Bild der Behinderten etwa in den Medien, so zeigt sich hier auch heute noch hoher Nachholbedarf: Hier werden eingeschränkte Menschen noch immer oft vornehmlich als hilfebedürftig dargestellt.[6] Oder sie werden als Ausnahmetalente aufgrund ihrer Behinderung gefeiert. Als „Superkrüppel" ironisiert der Aktivist für Inklusion und Barrierefreiheit, Raul Krauthausen, die Darstellung eines Menschen, der nicht mit, sondern *trotz* seiner Behinderung etwas Besonderes geschafft hat.[7]

Normaler Umgang findet sich in den Medien noch wenig wieder und auch in der Sprache sind wir oftmals noch weit entfernt. Wie oft tappen wir alle noch ins Fettnäpfchen, wenn wir in Gesprächen mitteilen, jemand „leide" an einer

---

4 Vgl. Bösl 2010.
5 Antonoff, Alexander: Das ZDF verabschiedet sich von der „Aktion Sorgenkind", 4.12.1999. Online: https://www.welt.de/print-welt/article594902/Das-ZDF-verabschiedet-sich-von-der-Aktion-Sorgenkind.html.
6 Vgl. Radkte, Peter: Das Bild behinderter Menschen in den Medien. Spektrum Freizeit 30 (2006) 2, hrsg. Vom Deutsches Institut für Internationale Pädagogische Forschung (DIPF), S. 120–131. Online: https://www.pedocs.de/volltexte/2012/5251/pdf/SpektrumFreizeit_2006_2_Radtke_Das_Bild_behinderter_Menschen_D_A.pdf.
7 Vgl. Krauthausen, Raul: Wenn Sprache behindert, 7.11.2011. Online: https://raul.de/wortsport/wenn-sprache-behindert/.

Behinderung, obgleich wir uns nicht anmaßen können zu beurteilen, ob dieser Mensch tatsächlich leidet oder die Behinderung einfach neutraler, gegebener Teil von ihm ist? Oder jemand sei an den Rollstuhl „gefesselt", obgleich doch gerade dieses Fortbewegungsmittel Mobilität und Freiheit für den Menschen bringen kann?

Der Weg ist also noch weit, aber die ersten Schritte sind getan. In Politik und Gesellschaft. Auch auf dem Schulhof, so habe ich mir bestätigten lassen. Dort sind die Ausdrücke aus meiner Jugend glücklicherweise inzwischen selten zu hören. Ich nehme das als gutes Zeichen, dass sich der Politik- und Denkwandel, der vor mehr als 40 Jahren einsetzte, auch hier quasi an der Basis niederschlägt. Die Bundesarbeitsgemeinschaft für Rehabilitation hat in den letzten 50 Jahren einen großen Beitrag geleistet, den Weg in Richtung einer eigenständigen Lebensgestaltung, die ihren Wert aus sich selbst gewinnt, für diesen betroffenen Personenkreis zu ebnen. Dafür möchten wir Innungskrankenkassen uns bedanken und hoffen, dass die BAR diesen Weg mit ihrem Wirken in den nächsten Jahren weiter vorantreibt.

Folgen gesellschaftlicher Entwicklungen für die Bundesagentur für Arbeit (BA) im Bereich der beruflichen Teilhabe

von Eva Strobel, Geschäftsführerin Geldleistungen und Rehabilitation, Zentrale der Bundesagentur für Arbeit

Die BAR kann mit ihren 50 Jahren auf eine bewegte Zeit zurückblicken, in der sich unsere Gesellschaft stark verändert hat. Nicht nur die Digitalisierung und die zunehmende Vernetzung zählen zu diesem Wandel, sondern auch eine stärker werdende Individualisierung. Die Vision einer inklusiven Gesellschaft ist zur Leitidee unseres Zusammenlebens geworden. Dazu hat in erster Linie das große Engagement der Menschen mit Behinderungen und ihr Einsatz für ihre Rechte geführt. Größter Meilenstein war die Verabschiedung der UN-Behindertenrechtskonvention, die vor zehn Jahren auch bei uns in Deutschland in Kraft getreten ist. Dabei wurden Menschen mit Behinderungen in die Umsetzung der Konvention einbezogen. Zentraler Grundsatz der Konvention ist: „Nichts über uns ohne uns", wodurch ein Paradigmenwechsel eingeleitet wurde.

Das zentrale Motiv dieses völkerrechtlichen Dokuments ist: Behinderungen kommen erst durch die Wechselwirkung von individueller körperlicher, seelischer, geistiger oder Sinnesbeeinträchtigung sowie Barrieren in der Umwelt zustande. Selbstbestimmung statt Fürsorge, Partizipation an Entscheidungen und Barrierefreiheit sind demnach Schlüssel zur gleichberechtigten Teilhabe an der Gesellschaft.

Mit dem Bundesteilhabegesetz wurden diese grundsätzlichen Gedanken noch stärker in der deutschen Sozialgesetzgebung verankert. Menschen mit Behinderungen sollen personenzentrierte Leistungen wie aus einer Hand erhalten. Auf dieser Basis hat das Bundesteilhabegesetz auch die Rolle der BAR bekräftigt und spezifiziert. Mit dem Blick nach vorn gilt es für die Träger der Rehabilitation, sich immer wieder auf die zentralen Gedanken der UN-Behindertenrechtskonvention zu besinnen und sie – ergänzend zu den Regelungen der Sozialgesetzgebung – als handlungsleitende Maxime zu sehen.

Dabei ist die Teilhabe am Arbeitsleben ein wesentlicher Bestandteil der Teilhabe an der Gesellschaft insgesamt: Neben der Möglichkeit, selbst Geld zu verdienen, können die vielfältigeren sozialen Kontakte als bereichernd und sinnstiftend erlebt werden. Die berufliche Rehabilitation leistet einen äußerst wichtigen Beitrag, damit Menschen mit Behinderungen die Chance haben, gleichberechtigte und gleichwertige Mitarbeitende in Unternehmen zu sein. Gelungene Beispiele zeigen: Menschen mit Behinderungen sind oft besonders motiviert und wollen beweisen, dass ihre Arbeit Wertschätzung verdient.

Leider bestehen teilweise immer noch Vorbehalte gegenüber der Beschäftigung von Menschen mit Behinderungen. Deshalb ist die Umsetzung der UN-Behindertenrechtskonvention kein Selbstläufer und muss aktiv begleitet werden. So bestehen aus Sicht der Bundesagentur für Arbeit unter anderem folgende Herausforderungen.

- Wie können wir unsere Gesellschaft gestalten, damit körperliche, seelische, geistige oder Sinnesbeeinträchtigungen nicht zu „Behinderungen" werden? Welchen Beitrag kann die BA als Trägerin der beruflichen Rehabilitation dazu leisten?
- Wie kann die Expertise von Menschen mit Behinderungen für den Reha-Prozess noch besser genutzt und in Form von Peer-Beratung ausgestaltet werden?
- Wie können Bildungsangebote für Menschen mit Behinderungen betriebs- und praxisnah gestaltet werden, um eine möglichst dauerhafte Beschäftigung auf dem allgemeinen Arbeitsmarkt zu erreichen?
- Wie kann das Recht auf Selbstbestimmung und Wahlmöglichkeiten insbesondere durch das Empowerment der Betroffenen verwirklicht werden?

Um sich diesen Herausforderungen von Seiten der Bundesagentur für Arbeit als moderne Dienstleisterin am Arbeitsmarkt als auch als Arbeitgeberin zu stellen, wurde unter anderem eine Koordinierungsstelle Inklusion eingerichtet. Das Thema Inklusion soll rechtskreis- und geschäftsbereichsübergreifend bearbeitet und so in der ganzen Organisation durchgängig verankert werden. Die ersten Erfahrungen zeigen, wie wertvoll ein solcher Blick aufs Ganze ist und dass sich neue Entwicklungen so besser in Gang setzen lassen.

Für die Träger der Rehabilitation kann die BAR einen solchen Blick aufs Ganze fördern, bei den genannten Herausforderungen unterstützen und die Veränderungsprozesse zwischen den Trägern der Rehabilitation koordinieren. Die gesellschaftlichen Entwicklungen in den nächsten 50 Jahren sind natürlich nicht voraussehbar. Künftige Generation werden aber hoffentlich erfreut auf die heutige Zeit zurückblicken und feststellen, dass die Wege für eine wertschätzende, inklusive Gesellschaft bereitet wurden.

Demokratie braucht Inklusion

von Jürgen Dusel, Beauftragter der Bundesregierung für die Belange von Menschen mit Behinderungen

Besonders in diesem Jahr – dem Jahr, in dem die UN-Behindertenrechtskonvention (UN-BRK) in Deutschland seit zehn Jahren in Kraft ist – wird viel über Inklusion diskutiert. Das ist gut und wichtig. Zu häufig wird die Diskussion jedoch auf das Thema Schule und Bildung verengt. Ein sehr wichtiges Thema, keine Frage, aber nicht das einzige. Kinder sollten von Beginn an gemeinsam lernen und gemeinsam groß werden, das ist der Grundstein für eine inklusive Gesellschaft. Darüber hinaus jedoch ist es für Menschen mit Behinderungen natürlich relevant, dass wir in ausnahmslos allen Bereichen des Lebens inklusiv denken und handeln. Es geht um Teilhabe am Arbeitsleben, am politischen Leben, am sozialen Leben – für jede und jeden so eigenständig wie möglich. Dafür müssen wir die Voraussetzungen schaffen.

Rehabilitation darf kein Sparmodell sein

Eine zentrale Voraussetzung für mehr Teilhabe und eine wirklich gelingende Inklusion ist oftmals ein qualitativ hochwertiges Rehabilitationssystem. Rehabilitation darf kein Sparmodell sein. Dazu gehört, dass das bestehende Reha-Recht praxisnah und im Sinne der Menschen angewendet wird. Es heißt aber auch, dass das geltende Recht ständig weiterentwickelt werden muss. Die Idee von Leistungen aus einer Hand kann durchaus noch ausgebaut werden.

Durch das Bundesteilhabegesetz soll die Zusammenarbeit der Rehabilitationsträger nun straffer geregelt werden, so dass Leistungen zielgenauer möglich werden. Für Menschen mit Behinderungen ist seit 2018 nur noch ein Reha-Antrag notwendig, um alle erforderlichen Leistungen von den verschiedenen Rehabilitationsträgern zu erhalten – ein hohes Ziel im gegliederten Sozialsystem. Denn das jetzt eingeführte trägerübergreifende Teilhabeplanverfahren, das die Schnittstellen im System reduzieren soll, gilt für alle Rehabilitationsträger ohne Ausnahme. Zudem werden jetzt mit Zustimmung der Leistungsberechtigten Fallkonferenzen durchgeführt, auf denen der individuelle Unterstützungsbedarf der Antragstellenden beraten wird. Das stärkt die Partizipation der Betroffenen deutlich. Aufgabe der Bundesarbeitsgemeinschaft für Rehabilitation (BAR) als Zusammenschluss von Trägern der Rehabilitation wird es sein, zu einer besseren trägerübergreifenden Zusammenarbeit beizutragen und ein sinnvolles

Ineinandergreifen ihrer Leistungen für eine umfassende Rehabilitation und Teilhabe zu sichern. Wünschenswert wären für Arbeitgeber ähnliche Strukturen im Leistungsrecht. Leistungen „wie aus einer Hand" wären auch hier notwendig und sinnvoll.

Vorurteile halten sich hartnäckig

Wenn wir näher auf den Arbeitsmarkt schauen, ergibt sich ein widersprüchliches Bild: Trotz Fachkräftemangels sind noch immer viele gut ausgebildete Menschen mit Behinderungen arbeitslos. Auch wenn sie vom Aufschwung am Arbeitsmarkt profitieren können, ist die Arbeitslosenquote immer noch höher als bei Menschen ohne Behinderungen. Auch die Dauer der Arbeitslosigkeit ist deutlich länger. Arbeit ist nicht nur ein Menschenrecht, auch aus volkswirtschaftlicher Perspektive müssen wir alles dafür tun, vorhandene Potenziale zu nutzen.

Ganz zu Beginn steht dabei eine Bewusstseinsveränderung in den Köpfen von Personalverantwortlichen. Viele Vorurteile halten sich hartnäckig: Zum Beispiel, dass Menschen mit Behinderungen weniger leistungsfähig seien. Jeden Tag jedoch machen in Deutschland hunderttausende Menschen mit Behinderungen einen guten Job. Insbesondere bei Akademikern mit Behinderungen sind diese Vorurteile schwer zu verstehen. Wer sich seinen Weg durch die Universität gebahnt und einen Abschluss gemacht hat, dem ist seine Leistungsfähigkeit wohl schwer abzusprechen. Immerhin ein Viertel aller beschäftigungspflichtigen Arbeitgeber beschäftigen zudem keinen einzigen Menschen mit Behinderung. Das ist nicht akzeptabel. Wir müssen uns schon an die Regeln halten, die wir uns gegeben haben. Mir besonders wichtig, dass Vorurteile entkräftet und Strukturen vereinfacht werden. Als ultima ratio muss aber auch über eine deutliche Erhöhung der Ausgleichsabgabe für diese Arbeitgeber nachgedacht werden.

Barrierefreiheit für alle – überall

Auch beim Thema Barrierefreiheit im Arbeitsleben gibt es noch einiges zu tun. Im öffentlichen Dienst sind die Bedingungen in den meisten Fällen recht gut, besonders dort, wo es starke Schwerbehindertenvertretungen und Personalräte gibt. Jedoch sowohl dort wie auch im privaten Bereich wird Barrierefreiheit viel zu häufig noch als Barrierefreiheit im baulichen Sinne interpretiert. Es gibt jedoch viele Einschränkungen, die Menschen mit Sehbehinderungen, Hörbehinderungen oder starken motorischen oder auch kognitiven Einschränkungen an einer Teilhabe im Berufsleben hindern. Der öffentliche Dienst sollte hier eine

Vorbildfunktion einnehmen. Doch auch die Unterstützung und intensive Beratung kleinerer und mittlerer Unternehmen durch die Integrationsämter ist von immenser Wichtigkeit – im Idealfall unbürokratisch und schnell.

Menschen mit Behinderungen leben übrigens wie jeder und jede andere auch nicht nur zu Hause, im Büro oder im öffentlichen Sektor. Sie wollen ins Kino gehen, zum Arzt ihrer Wahl oder einfach nur ins Einkaufszentrum. Deswegen sollten private Anbieter von Produkten und Dienstleistungen, die für die Allgemeinheit bestimmt sind, ebenfalls zur Barrierefreiheit verpflichtet werden. Das ist ein dickes Brett, das wir dringend durchbohren müssen.

Digitalisierung bietet Chancen

Barrierefreiheit betrifft selbstverständlich auch den digitalen Raum. Die Digitalisierung bietet große Chancen auch für Menschen mit Behinderungen, in allen Bereichen des Lebens. Dafür müssen aber die Rahmenbedingungen richtig gestaltet werden. Schauen wir zum Beispiel auf die Arbeitswelt, kann die Möglichkeit, mit barrierefreier Technik ortsunabhängig und flexibler zu arbeiten, besonders für Menschen mit Behinderungen die Frage stark beeinflussen, ob jemand berufstätig oder arbeitslos ist. Auch innovative und barrierefreie Hard- und Software-Lösungen bieten große Chancen. Wichtig ist: Wie bei allem muss die Barrierefreiheit von Beginn an mitgedacht werden. Es nützt nichts, erst das System zu entwickeln, um es nachträglich barrierefrei zu machen. Das ist oftmals gar nicht möglich. Dafür braucht es selbstverständlich auch die entsprechende Expertise – zum Beispiel von den Betroffenen selbst.

Inklusion ist die Grundlage unserer Demokratie

Für meine Amtszeit habe ich das Motto „Demokratie braucht Inklusion" gewählt. Denn Inklusion ist nicht etwas, das man bei Gelegenheit auch mitdenkt. Inklusion ist eine Grundlage unserer Demokratie. Erst wenn alle Menschen die Möglichkeit umfassender Teilhabe haben, leben wir in einer wirklich guten Demokratie. Dafür arbeiten mein Team und ich, und ich freue mich, dass wir mit der BAR auch weiterhin einen kompetenten und verlässlichen Akteur für einen wesentlichen Aspekt von Inklusion haben: Denn Inklusion braucht auch Rehabilitation.

Kinder- und Jugendrehabilitation – die BAR als Wegbereiterin einer Qualitätsentwicklung und Vermittlerin unterschiedlicher Interessen

von Alwin Baumann, Sprecher Bündnis Kinder- und Jugendreha e.V.

Seit 1982 erlebe ich die Bundesarbeitsgemeinschaft für Rehabilitation e. V. (BAR) als verlässlichen Unterstützer der Belange chronisch kranker Kinder und somit der Kinder- und Jugendrehabilitation. Zunächst erlebte ich das als Mitarbeiter einer Rehabilitationsklinik für Kinder und Jugendliche, des Weiteren als Vorstandsmitglied des Caritas-Bundesverbands Kinder- und Jugendreha e.V. und seit 2018 als Sprecher des Bündnisses Kinder- und Jugendreha e.V. In diesen 37 Jahren hat sich die Kinder- und Jugendreha grundlegend verändert. Die BAR hat zu dieser sehr positiven Veränderung einen wesentlichen Beitrag geleistet.

Ende der 1970er Jahre des vorigen Jahrhunderts bestand die Kinder- und Jugendreha einerseits aus den Kinderkuren, die in Kinderkurheimen durchgeführt wurden, und andererseits aus den Kinderheilkuren, für die es die Kinderheilstätten gab. Der massive Rückgang der Infektionskrankheiten, das Ende der Tuberkulose als Volkskrankheit und die Zunahme der chronischen Erkrankungen ermöglichte in dieser Zeit eine völlige Neuausrichtung der Kinder- und Jugendkuren. Der Bedarf an den bisherigen Maßnahmen brach massiv ein, die gesetzlichen Grundlagen wurden dieser Entwicklung angepasst. Angebote für chronisch kranke Kinder und Jugendliche mussten entwickelt werden. Die alten Betreuungsformen wichen neueren pädagogischen Konzepten.

Die Aufnahme jüngerer Kinder ohne Begleitperson war nicht mehr tragbar. Die Klinikträger schlossen in den 1970er und 1980er Jahren zahlreiche Kinderkureinrichtungen und entwickelten andere Einrichtungen zu Rehabilitations- und Fachkliniken für Kinder und Jugendliche weiter.

Anforderungsprofile führen die Kinderkur in die Kinderrehabilitation

Um 1980 erarbeitete der „Arbeitskreis Kinderkuren" der Deutschen Gesellschaft für Sozialpädiatrie und Jugendmedizin e.V. Anforderungsprofile für eine moderne Kinderkurfürsorge. Für die Konzepte und für die Belegung von

Kurkliniken und Kurheimen wurden Anforderungen formuliert und Indikationslisten erstellt. Der Arbeitskreis Kinderkuren bestand aus Vertretern verschiedener Wohlfahrtsverbände und namhafter Chefärzte und Einrichtungsleiter. Die Arbeit wurde 1992 auf eine breitere Basis gestellt, indem sich bei der Neuauflage auch die Gesetzlichen Kranken- und Rentenversicherungen beteiligten. Nun wurde bereits von „Vorsorge- und Rehabilitationseinrichtungen" gesprochen und das ursprünglich vage gehaltene Anforderungsprofil konkretisiert.

Die BAR als Antreiber und Vermittler

Es zeigte sich, dass die Vorstellungen von einer modernen Kinder- und Jugendrehabilitation unter den Einrichtungsträgern, den Verbänden, den Krankenkassen und den Rentenversicherungsträgern sehr weit auseinanderlagen. Um den zuweisenden Ärzten und den chronisch kranken Kindern und Jugendlichen mit ihren Familien ein qualifiziertes und eindeutiges Angebot machen zu können, musste ein gemeinsames und differenziertes Konzept auf die Beine gestellt und veröffentlicht werden. Unter der Moderation der BAR konnte 1998 ein „Gemeinsames Rahmenkonzept für die Durchführung stationärer medizinischer Maßnahmen der Vorsorge und Rehabilitation für Kinder und Jugendliche" präsentiert werden. Bisher strittige Themen – etwa die Konsequenzen aus den Besonderheiten einer Rehabilitation im Kindes- und Jugendalter für die Dauer und die Durchführung – konnten ebenso geklärt werden wie die Mitaufnahme einer Begleitperson. 2008 wurde das aktualisierte Rahmenkonzept von der BAR neu herausgegeben. Die Ausgabe von 1998 erwähnte erstmals die Bedeutung der Qualitätssicherung, welche 2008 ausführlich beschrieben und zur zwingenden Voraussetzung für eine Kinder- und Jugendrehabilitation gemacht wurde.

Gründung einer medizinischen Reha-Fachgesellschaft mit Unterstützung der BAR

Um die Kinder- und Jugendrehabilitation indikationsspezifisch auf Basis medizinischer Leitlinien weiterzuentwickeln, wurde 2001 in Frankfurt die „Deutsche Gesellschaft für pädiatrische Rehabilitation und Prävention e.V." gegründet. Waren in dieser Gesellschaft zunächst vor allem die Mediziner gefragt, so initiierten die Geschäftsführer 2003 zusätzlich das „Forum Ökonomie". Die ersten Sitzungen bis 2005 fanden bei der BAR statt. Bis heute wurde in 35 Sitzungen des Forums die weitere Entwicklung begleitet und unterstützt.

Die BAR informiert zur Kinder- und Jugendrehabilitation

Es ist bekannt, dass trotz des qualifizierten Angebots nur ein kleiner Teil der rehabilitationsbedürftigen Kinder und Jugendlichen eine stationäre Rehabilitationsmaßnahme in Anspruch nimmt. Die Gründe dafür liegen in der mangelnden Bekanntheit, der unklaren Zuständigkeit, im Aufwand des Antragsverfahrens, der Bevorzugung einer Mutter-/Vater-Kind-Kur, im vermeintlichen Schulausfall und in der mangelnden Information der Öffentlichkeit und der Fachleute. Um dieser fatalen Unterinanspruchnahme entgegenzuwirken, versammelte die BAR 25 Fachleute aus den unterschiedlichsten Bereichen der Kinder- und Jugendlichenversorgung. Die Arbeitsgruppe entwickelte 2017 einen Wegweiser „Reha für Kinder und Jugendliche" für Fachleute und einen Informationsflyer für Eltern und Angehörige. Diese ausführlichen Materialien werden nun in der Beratung erfolgreich eingesetzt.

Die Kinder- und Jugendreha macht den nächsten Schritt

Mit dem Flexirentengesetz vom Dezember 2016 wurde die Kinder- und Jugendreha der Deutschen Rentenversicherung gesetzlich komplett neu konzipiert. Die bisherigen Leistungen wurden verbessert, der Zugang vereinfacht und neue Leistungen ermöglicht. Die Kinder- und Jugendreha ist nun eine Pflichtleistung der Deutschen Rentenversicherung, es gibt keine Beschränkung mehr auf bestimmte Indikationen, es besteht ein Anspruch auf die Mitaufnahme einer Begleitperson bis zum zwölften Geburtstag des rehabedürftigen Kindes – bei Bedarf sogar auf die Mitaufnahme von allen Familienangehörigen. Die bisherige Vierjahreswiederholungsfrist wurde gestrichen. Als neue Leistungen erbringt die Rentenversicherung Nachsorgeleistungen und ambulante Kinder- und Jugendrehabilitationen.

Die BAR wird diese Entwicklungen ganz sicher auch weiterhin erfolgreich begleiten.

Demografischer Wandel und Reha vor Pflege – geriatriespezifische Versorgungsbedarfe und -strukturen in Deutschland

von Dirk van den Heuvel, Geschäftsführer Bundesverband Geriatrie e. V.

Geriatrie – auch Altersmedizin genannt – befasst sich mit Erkrankungen und Unfallfolgen bei Menschen, die zumeist älter als 70 Jahre sind und in der Regel mehrere Erkrankungen gleichzeitig haben. Neben dieser geriatrietypischen Multimorbidität weisen die geriatrischen Patienten zudem zumeist eine deutlich erhöhte Gebrechlichkeit (Frailty) auf. Darüber hinaus bestehen oft kognitive Einschränkungen. Diese geriatrietypische Multimorbidität und die schwindende Regenerationsfähigkeit betagter und hochbetagter Menschen begründen die besonderen Anforderungen an die Versorgungsstruktur und die medizinisch-therapeutische Ausrichtung der Behandlung beziehungsweise Rehabilitation dieser speziellen Patientengruppe. Die Geriatrie greift diese besonderen Anforderungen strukturell und inhaltlich entsprechend auf.

Geriatrie als medizinische Spezialdisziplin ist erst seit ungefähr 30 Jahren in Deutschland etabliert. Der geriatrische Patient hat fast immer sowohl akutmedizinischen als auch (früh-)rehabilitativen Versorgungsbedarf. In Deutschland findet Geriatrie in Krankenhäusern, Rehabilitationskliniken, jeweils stationär und teilstationär, sowie in ambulanten Versorgungsstrukturen statt. In den einzelnen Bundesländern hat die historische Entwicklung unter anderem aufgrund unterschiedlicher politischer Planungsansätze und der gesetzlichen Rahmenbestimmungen zu unterschiedlicher Schwerpunktsetzung geführt (s. Tabelle 1). In einigen wenigen Bundesländern erfolgt die Versorgung geriatrischer Patienten aktuell ausschließlich in Krankenhäusern. Die Mehrheit der Bundesländer verfügt heute sowohl über geriatriespezifische Versorgungsmöglichkeiten in Krankenhäusern als auch in Rehabilitationseinrichtungen. Die konkrete Ausgestaltung der Versorgungsschwerpunkte ist dabei ein dynamischer Prozess. In den letzten Jahren geht die Entwicklung jedoch deutlich zu der Ausbildung der beschriebenen Doppelstrukturen mit einem gewissen Schwerpunkt im Krankenhausbereich.

Tabelle 1: Übersicht über die Bundesländer je nach Schwerpunkt der geriatrischen Einrichtungen (Eigene Darstellung; 2019)

Stationäre Versorgungsstrukturen Geriatrie 2019

Bundesland	Krankenhaus	Rehabilitation	Schwerpunkt
Berlin	X	-	Krankenhaus
Brandenburg	X	X	Krankenhaus
Bremen	X	X	Krankenhaus
Hamburg	X	-	Krankenhaus
Hessen	X	X	Krankenhaus
Nordrhein-Westfalen	X	X	Krankenhaus
Sachsen-Anhalt	X	X	Krankenhaus
Schleswig-Holstein	X	-	Krankenhaus
Thüringen	X	X	Krankenhaus
Niedersachsen	X	X	Krankenhaus/Rehabilitation
Sachsen	X	X	Krankenhaus/Rehabilitation
Baden-Württemberg	X	X	Rehabilitation
Bayern	X	X	Krankenhaus/Rehabilitation
Mecklenburg-Vorpommern	X	X	Rehabilitation
Rheinland-Pfalz	X	X	Krankenhaus/Rehabilitation
Saarland	X	X	Krankenhaus/Rehabilitation

Im Krankenhausbereich bildet neben der auf die geriatriespezifischen Gegebenheiten abgestimmte akutmedizinischen Versorgung der Patienten die frührehabilitative Begleitung der Behandlung den Versorgungsschwerpunkt. Im Bereich der medizinischen Rehabilitation stellt die geriatrische Rehabilitation eine spezielle Rehabilitationsform dar. Sie ist für die besonderen Bedürfnisse betagter multimorbider Menschen konzipiert und bietet mehr als indikationsspezifische Rehabilitation, da der ganzheitliche und interdisziplinäre Ansatz im Fokus steht. So arbeitet ein multiprofessionelles Behandlungsteam zusammen, das aus Ärzten, Pflegepersonal, Physio- und Ergotherapeuten, Logopäden, Psychologen sowie Sozialarbeitern besteht. Dieses geriatriespezifische Team berücksichtigt die alterstypischen Einschränkungen und Erkrankungen geriatrischer Patienten mitsamt ihrer Folge- und Wechselwirkungen, um die bestmögliche Selbstständigkeit und Mobilität älterer Menschen zu erlangen. Geriatrien leisten somit unter anderem einen wichtigen Beitrag zur Vermeidung beziehungsweise Minderung von Pflegebedürftigkeit.

Geriatriespezifischer Versorgungsbedarf

Der ansteigende geriatriespezifische Versorgungsbedarf ergibt sich aus zwei wesentlichen Effekten. Auf der einen Seite wurden beziehungsweise werden viele geriatrische Patienten nicht als solche erkannt und daher vermehrt in anderen, nicht geriatriespezifischen Strukturen „fehlgeleitet" versorgt[1]. Zum anderen verdeutlicht die „Bevölkerungspyramide", dass der geriatriespezifische Versorgungsbedarf bis 2035 weiter deutlich steigt (s. Abbildungen). Dies liegt insbesondere an der entsprechenden Alterung der sogenannten Babyboomerjahrgänge der 1950er und 1960er Jahre, die zudem ein höheres Durchschnittsalter erreichen.

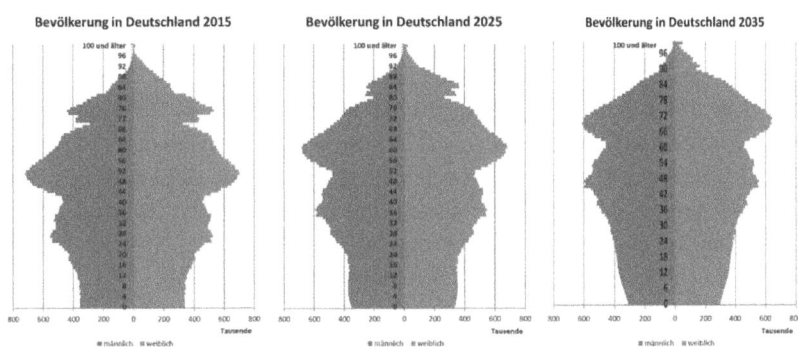

Bevölkerungsentwicklung 2015/2025/2035 (Eigene Darstellung; Quelle: 13. Koordinierte Bevölkerungsvorausberechnung. Statistisches Bundesamt 2015)

Bedingt durch seinen sehr umfassenden Versorgungsbedarf mit akutmedizinischen und rehabilitativen Elementen „berührt" der geriatrische Patient die das deutsche Gesundheitssystem prägenden Budget- und Sektorengrenzen. Darüber hinaus werden angesichts des zumeist bestehenden Pflegebedarfs und des in dieser Patientengruppe besonders bedeutenden Grundsatzes „Reha vor Pflege" mit dem SGB V als auch dem SGB XI zwei Sozialversicherungssysteme berührt, was zu zusätzlichen Schnittstellen und rechtliche Fragen führt.

Vor diesem Hintergrund stößt die bedarfsgerechte Versorgung von geriatrischen Patienten oftmals durch „Abgrenzungsprobleme", rechtliche Vorgaben und Budgetfragen an strukturellen Grenzen. Ein Hauptgrund ist die strikte

---

1 Steinhagen-Thiessen E (2011) Geriatrie. Versorgungssituation in Berlin. (https://www.parlament-berlin.de/ados/16/GesUmVer/vorgang/guv16-0159-st-Charite.pdf) [Abruf 14.6.2019].

Trennung von Akutbehandlung und Rehabilitation im deutschen Gesundheitssystem sowie die fehlende „Durchlässigkeit" zwischen SGB V und SGB XI. Hier müssen dringend gesetzliche Regelungen gefunden werden, damit bestehenden Budget- und Sektorengrenzen besser überbrückt werden können. Dies betrifft insbesondere die Trennung zwischen Akut und Rehabilitation, als auch zwischen stationärer, teilstationärer und ambulanter Versorgung beziehungsweise der Einbindung von niedergelassenen Ärzten und Therapeuten. Der umfassende Versorgungsbedarf des geriatrischen Patienten erfordert eine entsprechende Vernetzung. Der Bundesverband Geriatrie hat dazu im Jahr 2010 das Konzept des Geriatrischen Versorgungsverbundes entwickelt, welches heute in verschiedenen Bundesländer planerisch aufgegriffen und in der Praxis umgesetzt ist. Es bleibt festzuhalten, dass die beschriebenen engen rechtlichen Regelungen diese vernetzte Versorgung nur sehr bedingt zulassen.

Gleichwohl nimmt die Inanspruchnahme der geriatriespezifischen Versorgungsstrukturen kontinuierlich zu. Das ist ein klarer Beleg dafür, dass der gesetzlich bestehende Anspruch der Patienten auf die geriatrische Rehabilitation auch eingefordert wird.[2] Daher muss hochbetagten Patienten flächendeckend der Zugang zu entsprechenden Versorgungsstrukturen möglich sein, um die bedarfsgerechte geriatriespezifische Behandlung sicherzustellen.[3]

Entsprechend dieser Entwicklung, haben die Mitglieder des Bundesverbandes Geriatrie Ende 2018 erstmalig ein bundesweit einheitliches Konzept zukünftiger Versorgungsstrukturen geriatrischer Patienten verabschiedet.

---

2 Bundesverband Geriatrie e.V. (BV Geriatrie) (2016) Weißbuch Geriatrie. Band 1: Die Versorgung geriatrischer Patienten – Strukturen und Bedarf, 3. Auflage Stuttgart: Kohlhammer.

3 Bundesverband Geriatrie e.V. (BV Geriatrie) (2018) Bundesweites Geriatriekonzept – Beschlossen durch die Mitgliederversammlung des Bundesverbandes Geriatrie 2018.

Inklusionsbetriebe – gelebte soziale Marktwirtschaft auf dem ersten Arbeitsmarkt

von Ulrich Adlhoch, Vorsitzender Fachpolitischer Beirat, Bundesarbeitsgemeinschaft Inklusionsfirmen e. V. (bag if)

Einleitung

Prävention am Arbeitsplatz, die Verzahnung von medizinischer und beruflicher Rehabilitation, der Erhalt der Beschäftigungsfähigkeit auf dem allgemeinen Arbeitsmarkt – das sind zentrale Anliegen und Handlungsfelder der BAR im Bereich der Teilhabe am Arbeitsleben (schwer) behinderter Menschen.

Ein zahlenmäßig noch überschaubares, in seiner behindertenpolitischen Bedeutung als Leitbild aber nicht zu unterschätzendes Inklusionsinstrument stellen die Inklusionsbetriebe im Sinne des § 215 SGB IX dar. Ihre Zahl in Deutschland steigt seit Jahren an. Laut Bundesarbeitsgemeinschaft der Integrationsämter und Hauptfürsorgestellen (BIH) gab es Ende 2018 insgesamt 919 Inklusionsbetriebe. Sie beschäftigten über 29.300 Menschen, davon rund 13.000 mit einer Schwerbehinderung, 12.200 aus den im SGB IX genannten besonderen Zielgruppen, zu denen seit 2016 auch langzeitarbeitslose behinderte Menschen und psychisch Kranke zählen.

Inklusionsbetriebe als Beschäftigungsangebot für beruflich besonders beeinträchtigte Menschen mit Behinderungen

Inklusionsbetriebe sind als eigenständige Unternehmen oder als unternehmensinterne Betriebe und Abteilungen Anbieter von Produkten und Dienstleistungen. Dabei beschäftigen sie mindestens 30 Prozent schwerbehinderte Menschen, wie sie in der Zielgruppendefinition für Inklusionsbetriebe in § 215 Abs. 2 SGB IX beschrieben sind. Sie bieten sozialversicherungspflichtige, tariflich oder ortsüblich entlohnte Beschäftigung auf dem allgemeinen Arbeitsmarkt für diese Zielgruppen, unter anderem gerade auch für diejenigen, die aus einer Werkstatt für behinderte Menschen in eine solche Beschäftigung wechseln (wollen).

Durch Inklusionsbetriebe soll die Beschäftigungssituation solcher schwerbehinderter Menschen, deren berufliche Teilhabe auf besondere Schwierigkeiten stößt, deutlich und nachhaltig verbessert werden. Die Inklusionsbetriebe haben also einen speziellen gesetzlichen Auftrag im Sinne der Teilhabe am Arbeitsleben.

Mit den in § 215 Abs. 1 u. 2 SGB IX genannten Zielgruppen (schwer) behinderter Menschen und mit der Zielgruppe psychisch Kranker setzen die Inklusionsbetriebe in erheblichem Umfang Personal ein, mit dem sich nur unter Schwierigkeiten wirtschaftliche Ergebnisse im Wettbewerb erzielen lassen. Als Unternehmen müssen sie jedoch gleichwohl wirtschaftlich arbeiten und auf Dauer in existenzsicherndem Umfang Gewinne erzielen, wenn sie am Markt bestehen und damit die Arbeitsplätze sichern wollen. Es muss den Inklusionsbetrieben also gelingen, Wettbewerbsfähigkeit und Rentabilität einerseits und die Beschäftigung einer hohen Zahl beruflich besonders beeinträchtigter Menschen andererseits miteinander zu verbinden. Dieser komplexe Tatbestand kennzeichnet die Doppelaufgabe, vor der alle Inklusionsbetriebe ihrer Natur nach stehen.

Nachteilausgleichende Rahmenbedingungen für eine erfolgreiche Teilnahme der Inklusionsbetriebe am wirtschaftlichen Wettbewerb

Um ihren nicht mehr wegzudenkenden Beitrag zu einem inklusiven allgemeinen Arbeitsmarkt weiterhin leisten zu können, müssen die wirtschaftlichen und förderrechtlichen Rahmenbedingungen für Inklusionsbetriebe belastbar und zukunftssicher geregelt werden. Das gilt insbesondere für

- die reduzierte Umsatzsteuer für Produkte und Dienstleistungen gemeinnütziger Inklusionsbetriebe,
- die Erlaubnis zur inklusiven gemeinnützigen Arbeitnehmerüberlassung außerhalb des Arbeitnehmerüberlassungsgesetzes,
- eine wettbewerbsgerechte Zuordnung der Inklusionsbetriebe zu den Branchen-Berufsgenossenschaften anstelle der „Zwangsversicherung" bei der Berufsgenossenschaft für Gesundheitsdienst und Wohlfahrtspflege und nicht zuletzt
- die nachhaltige Nutzung der bevorzugten Auftragsvergabe an Inklusionsbetriebe durch die öffentliche Hand gemäß §§ 118 GWB und 224 Abs. 2 SGB IX.

Finanzielle Förderung der Inklusionsbetriebe als gemeinsame Aufgabe der Sozialleistungsträger

Neben adäquaten wirtschaftlichen Rahmenbedingungen benötigen die Inklusionsbetriebe eine direkte finanzielle Förderung, die auf dem Gedanken wettbewerbsneutraler beziehungsweise -gerechter bedarfsbezogener Nachteilsausgleiche beruht. Diese kann nicht allein auf die begrenzten Mittel der

Ausgleichsabgabe beschränkt bleiben. Bislang werden die Inklusionsbetriebe nahezu ausschließlich von den Integrationsämtern finanziell unterstützt, insbesondere bei Investitionen, vor allem aber durch zwei laufende Leistungen: die Kostenübernahme für die behinderungsbedingt notwendige arbeitsbegleitende Betreuung und die Zahlung eines angemessenen Ausgleichs für die Leistungseinschränkungen der (schwer) behinderten Beschäftigten.

Die finanzielle Förderung der Beschäftigung von (schwer) behinderten Menschen und psychisch Kranken in Inklusionsbetrieben sowie die Gewährleistung der dazu notwendigen, zuvor aufgezeigten unterstützenden Rahmenbedingungen stehen nicht im Belieben der öffentlichen Hand und der Sozialleistungsträger. Art. 27 Abs. 1 Satz 2 Buchst. e) der Behindertenrechtskonvention der Vereinten Nationen (UN-BRK) bestimmt unter anderem, dass die Vertragsstaaten Beschäftigungsmöglichkeiten und beruflichen Aufstieg auf dem Arbeitsmarkt sowie die Unterstützung beim Erhalt und der Beibehaltung eines Arbeitsplatzes und beim beruflichen Wiedereinstieg für Menschen mit Behinderungen fördern. Die Vorschrift konstituiert also eine Förderpflicht der Vertragsstaaten. Diese umfasst unter anderem die Beschäftigung von (schwer) behinderten Menschen in Inklusionsbetrieben als „Blaupause" für inklusive Teilhabe am allgemeinen Arbeitsmarkt im Sinne des Art. 27 Abs. 1 Satz 1 UN-BRK. Wichtig ist in diesem Zusammenhang, dass Art. 27 Abs. 1 Satz 2 Buchst. e) UN-BRK die Förderung der Beibehaltung des Arbeitsplatzes gleichrangig neben die Unterstützung zur Erlangung eines Arbeitsplatzes stellt. Das bedeutet, dass durch das Handeln von Staat und Sozialleistungsträgern auch der Fortbestand und die wirtschaftliche Existenzfähigkeit der Inklusionsbetriebe zu sichern sind.

Es gilt daher, die von der sozialversicherungspflichtigen Beschäftigung beruflich besonders betroffener (schwer) behinderter Menschen und psychisch Kranker, die ansonsten regelhaft auf Transferleistungen der Sozialversicherungsträger angewiesen wären, „profitierenden" Sozialleistungsbereiche des SGB II, des SGB III und des SGB VI sowie die Eingliederungshilfe an der Förderung zu beteiligen – zum Beispiel durch das Budget für Arbeit nach § 61 SBG IX, die Unterstützte Beschäftigung gemäß § 55 SGB IX sowie durch Förderungen nach den §§ 16e und 16i SGB II. Eine unbürokratische, der sozialen Beschäftigungsleistung entsprechende laufende Kostenentlastung für die Inklusionsbetriebe wären zudem Beitragsboni in allen Sozialversicherungszweigen.

Inklusionsbetriebe – ein Handlungsfeld (auch) für die BAR

Die Inklusionsbetriebe haben sich als Arbeitgeber des allgemeinen Arbeitsmarkts zu einem wichtigen und stabilen Angebot an sozialversicherungspflichtiger, regulär entlohnter Beschäftigung für beruflich besonders beeinträchtigte (schwer) behinderte Menschen entwickelt. Sie sind in der Tat gelebte soziale Marktwirtschaft und Leitbild einer inklusiven Beschäftigung im Sinne der UN-BRK.

Ihre Förderung und Unterstützung ist daher sowohl rechtlich durch die UN-BRK als auch behindertenpolitisch geboten. Die Beschäftigung beruflich besonders betroffener (schwer) behinderter Menschen in Inklusionsbetrieben ist auch ein Handlungsfeld der BAR. Denn es gilt, die Förderleistungen der Leistungsträger der Teilhabe am Arbeitsleben und des Schwerbehindertenrechts aufeinander abzustimmen sowie ihre zielgerichtete Zusammenarbeit und die Koordinierung ihrer Förderleistungen sicherzustellen. Eine mit Beteiligung der bag if analog § 26 Abs. 6 SGB IX erarbeitete „Gemeinsame Empfehlung Förderung von Inklusionsbetrieben" könnte der geeignete Weg hierzu sein.

Inklusion und Teilhabe – die Perspektive der Arbeitgeber

von Olaf Guttzeit, Vorstandsvorsitzender Arbeitgeberinitiative UnternehmensForum e. V.

Fachkräftemangel, Globalisierung, Flexibilisierung und Digitalisierung: Die Rahmenparameter des Arbeitsmarktes haben sich in den vergangenen Jahren rasant verändert und tun es noch. Unternehmen stellen sich darauf ein und gestalten die Arbeitswelt neu. Im Zuge der Inklusion findet ein spürbarer Perspektivwechsel statt: Um Fachkräfte zu sichern, schätzen immer mehr Arbeitgeber die Chancen vielfältiger Teams und inklusiver Führungskultur. Ihnen bietet das UnternehmensForum (UF) eine Plattform für praxisnahe Strategien und Lösungsansätze. Die BAR und ihre Akteure sind dabei wichtige Partner.

Für die Förderung von Inklusion in Unternehmen gilt die UN-Behindertenrechtskonvention als Orientierungsgrundlage, ihre Ratifizierung in Deutschland 2009 als Meilenstein. Das darin enthaltene Leitbild der Inklusion im Sinne einer uneingeschränkten Teilhabe von Menschen mit Behinderungen ist maßgebend – auch für Wirtschaft und Arbeitswelt. Gleichzeitig tragen der demografische Wandel und der anhaltende Fachkräftemangel dazu bei, dass Inklusion in Unternehmen nicht mehr nur als soziales Engagement, sondern immer mehr als Notwendigkeit und Chance begriffen wird. Nicht zuletzt entdecken viele Arbeitgeber im Zuge des steigenden Wettbewerbsdrucks durch Globalisierung und Digitalisierung das Potenzial vielfältiger Teams: Mit ihnen erreichen Arbeitgeber häufig eine höhere Innovationskraft und Produktivität.

Gelingende Inklusion beginnt dabei im Bewusstsein der Arbeitgeber und in der Kultur der Unternehmen. Die Inklusionsbeauftragten nach SGB IX übernehmen hier als Kulturgestaltende eine wichtige Rolle. Und tatsächlich entwickeln immer mehr Betriebe in Deutschland einen Blick für die Stärken von Menschen mit gesundheitlichen Einschränkungen und Teilhabebedarfen, anstatt sich auf Hürden und Defizite zu konzentrieren. Sie sind offen für neue Potenziale zur Fachkräftesicherung und suchen nach Lösungen zum Erhalt der Beschäftigungsfähigkeit bis zum Renteneintrittsalter. Das zeigen nicht zuletzt die erfolgreichen Aktionspläne aus der Wirtschaft zur Umsetzung der UN-Behindetenrechtskonvention.

Reha-Akteure als Partner der Unternehmen

Den Akteuren der beruflichen Rehabilitation kommt hier als wichtige Partner der Unternehmen eine besondere Rolle zu. Ihre Expertise in Arbeit und Gesundheit trägt entscheidend zu mehr Inklusion in der Wirtschaft bei. Darum wissen auch die Mitglieder des UnternehmensForums: Sie schätzen die Vernetzung innerhalb der BAR als Chance, um gemeinsam neue Lösungswege zu entwickeln – und gleichzeitig die Perspektive der Arbeitgeber im System der beruflichen Reha zu spiegeln. Welche Früchte das enge Zusammenspiel der Akteure tragen kann, zeigt beispielsweise die UF-interne Kooperation des IT-Konzerns SAP und des Berufsförderungswerks Frankfurt: Mit einem von SAP entwickelten Planspiel werden Rehabilitanden in einem konkreten Anwendungsfall an die berufliche Praxis herangeführt. Die Praxisnähe und der Fokus auf den Unternehmenserfolg sind wiederum Skills, die sich Arbeitgeber für die Qualifizierung ihrer Fachkräfte wünschen – ein klassisches Win-Win-Beispiel also, bei dem der Übergang von beruflicher Reha ins Arbeitsleben gefördert wird.

Das Teilen solcher Best Practice Beispiele werten das UnternehmensForum und seine Mitglieder im Übrigen als wichtiges Instrument, damit der Transfer inklusiver Lösungen in die Wirtschaft gelingt. Gerade an den Schnittstellen von Rehabilitation und Teilhabe sind solche praxiserprobten Strategien gefragt. Das gilt in betrieblicher Hinsicht besonders für die Zusammenarbeit mit den Leistungsträgern: Als erste Anlaufstelle zur Förderung beruflicher Teilhabe sind sie entscheidend für den Erfolg von Inklusionsprozessen in Unternehmen. Umso wichtiger ist die enge Kooperation der Akteure – viele Betriebe wünschen sich hier ganz konkret zentrale Ansprechpartner, die sie im gesamten Reha- und Inklusionsprozess unterstützen. Denn die Vielfalt der Akteure innerhalb des gegliederten Systems ermöglicht zwar vielseitige Kompetenzen, erschwert aber aus Arbeitgebersicht die Orientierung. Das Bundesteilhabegesetz hat hier eine zielführende Richtung eingeschlagen: Dass Leistungen zur Teilhabe am Arbeitsleben zukünftig „wie aus einer Hand" erbracht werden sollen, erleichtert die Kooperation und unterstreicht das gemeinsame Anliegen innerhalb der Rehabilitation – Menschen langfristig und zielführend die volle Teilhabe zu ermöglichen und dabei Mehrwert für alle Beteiligten zu schaffen.

Dieses Ziel ist es auch, was die Akteure innerhalb der Bundesarbeitsgemeinschaft für Rehabilitation verbindet. Arbeitgeber schätzen sie als wichtige Dialogpartnerin und Kommunikatorin der Unternehmensbedarfe an die

Reha-Trägerschaft. Die Geschichte der BAR zeigt schließlich, wie entscheidend partnerschaftliche Zusammenarbeit innerhalb der Rehabilitation ist und welche Früchte sie tragen kann – die gemeinsame Weiterentwicklung des BEM-Prozesses sei hier nur als ein Beispiel erwähnt. Auf den regelmäßigen, gut funktionierenden Austausch innerhalb der BAR werden das UnternehmensForum und seine Mitglieder auch zukünftig gern bauen.

Teilhabe am Beispiel des Inklusionsprojekts !nkA (2013 bis 2019)

von Annetraud Grote, Inklusionsbeauftragte Paul-Ehrlich-Institut

Entstehung des Projekts und Ausgangslage

Das UnternehmensForum e.V. (UF), ein branchenübergreifender Zusammenschluss von Konzernen, mittelständischen Firmen und anderen Arbeitgebern, der sich für mehr Inklusion von Menschen mit Behinderung in das Arbeitsleben engagiert, hat mit Unterstützung des Bundesministeriums für Arbeit und Soziales (BMAS) in einem stabilen Netzwerk mit Unternehmen, Behörden, Schulen, der Arbeitsagentur, Integrationsämtern, Handwerks- sowie Industrie- und Handelskammern und weiteren Akteuren aus der Berufsbildung das Inklusionsprojekt „Inklusive Ausbildung von Jugendlichen mit und ohne Behinderung" (!nkA) gestartet, das vom Paul-Ehrlich-Institut koordiniert wird. In den Jahren 2013, 2014 und 2015 wurden bundesweit insgesamt 38 schwerbehinderte Auszubildende in verschiedenen Berufen eingestellt, die gemeinsam mit nicht behinderten Jugendlichen ihre Ausbildung absolvierten. Ausgangspunkt für das Projekt war die Erkenntnis, dass bei Arbeitgebern das Leistungspotenzial von jungen Menschen mit Behinderungen häufig unterschätzt wird. Viele Betriebe können sich offensichtlich nicht vorstellen, behinderte Auszubildende – schon gar mit Hilfebedarf – einzustellen. Die Instrumente der Arbeitsassistenz oder manche technischer Hilfen erscheinen auch heute noch vielfach unbekannt. Unterschätzt wird, dass Menschen mit Behinderungen ebenso wie andere Jugendliche eine betriebliche Ausbildung absolvieren können, wenn sie die passenden Rahmenbedingungen am Ausbildungsplatz vorfinden. Zudem hatten viele Unternehmen im Vorfeld des Projekts erlebt, dass es schwierig war, Jugendlichen mit Behinderungen tatsächlich einen Ausbildungsplatz anzubieten, da nur wenige bereit waren, ihre Behinderung in der Bewerbung anzugeben.

Welche besonderen und nachhaltigen Wege ging !nkA?

Das Projekt !nkA hat dazu beigetragen, bestehende Barrieren für die unterschiedlichen Akteure zu identifizieren und abzubauen.

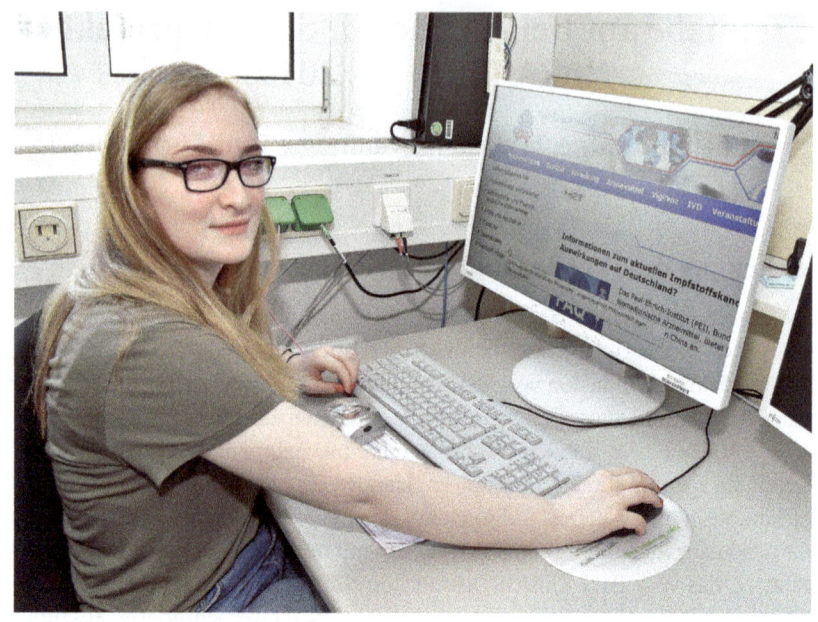

Arbeitsplatz einer sehbehinderten Auszubildenden 2018

Junge Menschen mit Behinderungen wurden bei der Suche nach einem passgenauen Ausbildungsplatz durch Ausschreibungen, die sich speziell an behinderte Jugendliche richteten, unterstützt. Die duale Ausbildung selbst durchliefen die schwerbehinderten Jugendlichen bei den verschiedenen Arbeitgebern jedoch ganz regulär mit den anderen nicht-behinderten Auszubildenden. Dabei war die klare Kommunikation von Unternehmen, offen für die Bewerbung von Menschen mit Behinderung zu sein, ein wichtiger Erfolgsfaktor. Ebenso war der gezielte Abbau von Vorurteilen gegenüber der Ausbildung von Menschen mit Behinderungen wichtig. Dass flexible Ausbildungsstrukturen sinnvoll für den Ausbildungserfolg sind, zeigte das Beispiel der Umstrukturierung von Voll- in Teilzeitausbildungen in einigen Fällen. Neben der Vermittlung fachlicher Fähigkeiten war die Stärkung der Sozialkompetenz ein wesentlicher Bestandteil des Ausbildungskonzepts. Gleichzeitig wurde durch die Teilnahme am Berufsschulunterricht und den Kontakt zu Auszubildenden in anderen Betrieben die Erkenntnis, dass es nicht unmöglich ist, junge Menschen mit einem besonderen Förderbedarf auszubilden, auch in andere gesellschaftliche Bereiche getragen.

Bei der Beantragung von Nachteilsausgleichen und Hilfsmitteln hat die Projektkoordination unterstützt. Die enge Zusammenarbeit zwischen den Projektpartnern hat dabei viele Wege erleichtert. In den meisten Ausbildungsverhältnissen ergaben sich keine Schwierigkeiten oder Besonderheiten.

Im Laufe der Projektdauer fanden insgesamt acht gemeinsame Seminare für alle schwerbehinderten Auszubildenden des !nkA-Projekts statt, bei dem erfreulicherweise bereits früh festgestellt wurde, wie sehr sich die Auszubildenden der verschiedenen Betriebe von Beginn an mit den Zielen von !nkA identifizierten. Während der Seminare tauschten sie sich über Faktoren einer guten Unterstützung bei der Ausbildungsplatzsuche aus und diskutierten über ihre Erfahrungen beim Übergang von der Schule in die Ausbildung.

Klarer Höhepunkt der Seminare war Ende 2015 der Besuch von Andrea Nahles, der früheren Bundesministerin für Arbeit und Soziales. Sie nahm sich Zeit für die Anliegen der !nkA-Azubis und tauschte sich mit den Jugendlichen über ihre Ausbildungssituation aus sowie über ganz konkrete politische Ziele und Wünsche.

Im letzten Seminar 2018 zogen die Auszubildenden das Fazit, dass das Projekt für sie nicht nur die Möglichkeit des Austauschs bietet, sondern auch der gegenseitigen Stärkung und des Einbringens eigener Lösungsvorschläge, die sich aufgrund ihrer verschiedenen Biografien und Behinderungsarten entwickelt haben. Die Teilnehmer entwickelten zudem Ideen für bessere Rahmenbedingungen einer inklusiven Ausbildung. Um die Kernbotschaft einer inklusiven Ausbildung nachhaltig zu verankern, erarbeiteten die Auszubildenden zudem ein Konzept für einen Videoclip, der Unternehmen für das Potenzial von jungen Menschen mit Behinderungen sensibilisieren soll. Die Ideen für den Film wurden mittlerweile professionell von einem Medienunternehmen umgesetzt.

Die große Mehrheit der Auszubildenden und die weiteren an der Ausbildung beteiligten Akteure bewerten die Ausbildungszeit als erfolgreich. Hiervon zeugen auch die guten Ergebnisse und Ausbildungsabschlüsse. Von anfänglich 38 schwerbehinderten Auszubildenden haben 34 die Ausbildung erfolgreich abgeschlossen, zwei befinden sich noch in Ausbildung und 27 konnten nach der Ausbildung eine Anschlussanstellung erhalten.

Erfolgsfaktor: ein funktionierendes Netzwerk

Als entscheidender Erfolgsfaktor hat sich aus Sicht aller Beteiligten die enge Zusammenarbeit im !nkA-Netzwerk erwiesen. Hier konnten Probleme während der Ausbildung identifiziert und gelöst werden. Das gute Zusammenspiel mit

Arbeitsagenturen, Rehabilitationsträgern und Integrationsämtern machte den Mehrwert sichtbar, der aus der Verminderung der Bürokratie und einer Verbesserung der Vermittlung durch den regelmäßigen Dialog resultierte.

Nach dem Projektstart im August 2014 fanden insgesamt acht erfolgreiche Projekttreffen aller operativen und fördernden Partner statt, anlässlich derer über die Projektergebnisse, aber auch über Schwierigkeiten bei der Inklusion von behinderten Auszubildenden, beispielsweise bei der Einbeziehung von Berufsschulen und Kammern, gesprochen wurde. Weitere Themen waren unter anderem die Informationen zu Zuschüssen der Arbeitsagenturen und Integrationsämter sowie zu verschiedenen Behinderungsarten. Die Effektivität der Netzwerkarbeit wird von den unterschiedlichen Akteuren der Berufsausbildung sehr geschätzt.

Ergebnisse und Perspektiven des !nkA-Projekts

Die insgesamt positiven Erfahrungen der beteiligten Arbeitgeber und der Auszubildenden führen zur Motivation, auch in der Zukunft Ausbildungsplätze für Menschen mit Behinderungen anzubieten. Das Ziel Professionalisierung der Akteure in der Berufsausbildung (Arbeitgeber, Berufsschulen, Ausbildungsverbunde, Kammern) wurde erreicht. Für die Ausbildungsbetriebe hat !nkA zu einer Verbesserung des Rekrutierungs- und Ausbildungsprozesses gerade im Hinblick auf behinderte Bewerber geführt.

Bereits die gelungene Abschlussveranstaltung im September 2018 unter der Schirmherrschaft des Bundesministers für Arbeit und Soziales zeigte auf, dass das enge Netzwerk ein echtes Novum im Bereich der Inklusion ist und die begründete Hoffnung besteht, dass es auch über die Projektdauer hinaus Bestand haben und Früchte tragen wird. Alle beteiligten Arbeitgeber bieten auch in der Zukunft Ausbildungsplätze für Menschen mit Behinderungen an. Die Praxiserfahrung des Projekts wird für andere Akteure in Politik und Gesellschaft durch eine breit angelegte Öffentlichkeitsarbeit und den Transfer der Ergebnisse im Sinne der Darstellung von Best-Practice-Beispielen nutzbar gemacht.

Es ist mithin von nachhaltigen Effekten des Projekts auszugehen. Dies bezieht sich insbesondere auf die arbeitsmarkt- und bildungspolitische Signalwirkung. Das !nkA-Projekt zeigt, wie wertvoll die Bereitschaft und der Wille zur Inklusion in der Ausbildung ist.

Der Zauberberg wäre nie geschrieben worden – drei Lehrsätze

von Prof. Dr. Edwin Toepler, Sozialpolitik und Soziale Sicherung, Hochschule Bonn-Rhein-Sieg

Frau Katia Mann, Ehefrau von Thomas Mann, weilte ab 1912 in Davos. Es gibt ein Röntgenbild von ihr und dieses hat sie in späteren Jahren Christian Virchow geschenkt. Der langjährige Chefarzt der Hochgebirgsklinik Davos kommt zu einer bemerkenswerten Feststellung: Auf dem Bild sind keine pathologischen Anzeichen der Tuberkulose zu erkennen. Frau Mann hatte zu keinem Zeitpunkt Tuberkulose, ihre Einweisung in eine Tuberkulose-Klinik beruht schlicht auf einer Fehldiagnose. Christian Virchow folgert dementsprechend: „Der Zauberberg ist das Resultat einer (…) Fehldiagnose. Aus ärztlicher Sicht besteht daran kein Zweifel."[1]

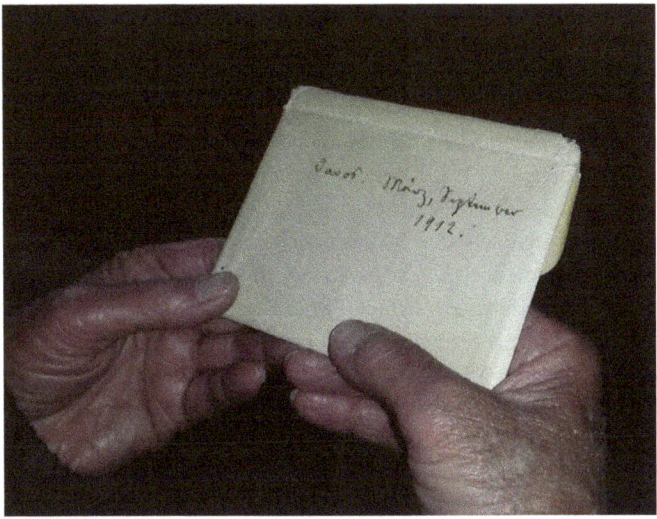

Das Röntgenbild von Katia Mann in den Händen von Christian Virchow, dem langjährigen Chefarzt der Hochgebirgsklinik Davos (Quelle: Hochgebirgsklinik Davos)

---

1 Virchow, Christian: Medizinhistorisches um den „Zauberberg"; in: Augsburger Universitätsreden 26, hrsg. vom Rektor der Universität Augsburg, Gastvortrag am 22. Juni 1992, ISSN 0939–7604, Augsburg 1995, S.19.

In der heutigen Zeit wäre die Eingangsdiagnose im Rahmen der Zuweisung und Eingangsuntersuchung überprüft und die Fehlbelegung von Katia Mann wäre verhindert worden. Wir können also folgern: Mit etwas Qualitätssicherung wäre der Zauberberg nicht geschrieben worden.

Das 50-jährige Bestehen der Bundesarbeitsgemeinschaft für Rehabilitation (BAR) dient als würdiger Anlass, die lange überfällige Qualitätsprüfung des durch Hofrat Dr. Behrens geleiteten Sanatoriums Berghof vorzunehmen. Dieses Unterfangen ist subjektiv, lückenhaft und wird weder dem Werk von Thomas Mann noch Katia Manns behandelnder Klinik gerecht. Um dies deutlich zu machen, formuliert der Beitrag drei Lehrsätze. Von der Beachtung der ersten beiden Sätze wird abgeraten!

Wenn wir erstens davon ausgehen, dass Katia Mann kein Einzelfall gewesen ist, zweitens den damaligen Ärzten diagnostische Kompetenz zubilligen und drittens den gleichfalls ohne Indikation aufgenommen Protagonisten des Zauberbergs, Hans Castorp, zu Raten ziehen, dürfen wir folgern, das Hofrat Dr. Behrens Lehrsatz Nr. 1 kannte.

Lehrsatz Nr.1: Willst Du gute Ergebnisse, nimm gesunde Patienten auf!

Nicht indizierte Leistungen zeichnen ein trügerisches Bild der Qualität, da das angestrebte Ergebnis auch ohne die Leistung eingetreten wäre. Wird Qualität nur als Endpunkt ohne Vorher-Nachher-Vergleich gemessen, stellen sich gute Werte ein. Insbesondere die wirtschaftlichen Ergebnisse sind erfreulich. Die Patienten sind zufrieden. Die Klinik ist immer vollbelegt. Entlassen wird erst, wenn das Bett wieder benötigt wird.

In Solidarsystemen wie der Sozialversicherung zeigen sich Nachteile. Bei budgetierten Mitteln führt Überversorgung in einem Bereich zu Unter- und Fehlversorgung in anderen Bereichen. Ein Blick auf den für ein Schweizer Bergdorf viel zu großen Davoser Friedhof zeigt, dass die echten Fälle schon damals den größten Anteil der Patienten ausmachten und diese vielfach in einem zu fortgeschrittenen Krankheitszustand die Rehabilitation antraten.

Nimmt man Satz 1 als Ausgangspunkt der Qualitätssicherung, lautet die Frage, wer eine Leistung bekommt. Im Fall von Frau Mann ist das Ergebnis dieser Zuweisung falsch positiv. Falsch, weil sie keinen Reha-Bedarf hat und positiv, weil Sie trotzdem eine Reha-Leistung von sechs Monaten empfohlen bekommt. Erst wenn es gelingt, den Reha-Bedarf „richtig" zu ermitteln, und sich daran die „positive" Wahl einer geeignete Einrichtung anschließt, kann die Reha-Leistung wirksam erbracht werden. Die Schlussfolgerung gilt heute wie gestern: Wir brauchen eine hohe sozialmedizinische Kompetenz, den Reha-Bedarf frühzeitig zu erkennen. Und diese Kompetenz ist an den Schnittstellen zur

Reha erforderlich – in den akutmedizinischen Krankenhäusern, bei den niedergelassenen Ärzten, bei Betriebsärzten und nicht zuletzt bei den (zukünftigen) Rehabilitanden selbst.

Doch woran lässt sich eine geeignete Einrichtung erkennen? Wenn wir auf dem Zauberberg bleiben, steht am Anfang die Beobachtung des 1853 nach Davos gekommenen Arztes Alexander Spengler. Er bemerkte als erster, dass in dem Hochtal niemand an Tuberkulose erkrankte und Erkrankte wieder gesundeten.[2] Diese Beobachtung führte er auf die immunisierende Wirkung des Davoser Klimas zurück und diskutierte sie ausgiebig mit internationalen Fachkollegen.[3] Thomas Mann schildert den State oft the art der pulmologischen Rehabilitation der Jahrhundertwende realistisch. Die Patienten werden in Liegekuren intensiv dem Davoser Höhenklima ausgesetzt, sehr auskömmlich ernährt und erfreuen sich insgesamt einem zwar minutiös geregelten, aber stressfreien Tagesablauf. Aus heutiger Sicht sind die hauptsächlich bei frühen Krankheitsstadien beobachteten Erfolge wohl auf diese gesundheitsfördernden, den Immunstatus hebenden Interventionen zurückzuführen. Die propagierte immunisierende Wirkung des örtlichen Klimas hält einer wissenschaftlichen Begründung nicht stand.[4]

Der Zauberberg schildert die hohe Mortalität der Patienten eindrücklich, was neben dem Fehlbelegungsvorwurf zu einer kritischen Rezeption des Romans unter der Davoser Ärzteschaft geführt hat.[5] Die Anziehungskraft des Kurortes, in dem im Jahr 1912 bereits 30.000 Kranke aus der ganzen Welt betreut wurden, sollte nicht leiden. Misserfolge sollten möglichst nicht an die Öffentlichkeit gelangen. Ein heute noch zu nutzender Beleg ist die Zahnradbahn zur Schatzalp. Sie diente dem ehemaligen Sanatorium ursprünglich für den unauffälligen, nächtlichen Abtransport der Verstorbenen. Vom Sanatorium zur Bergstation wurden diese durch einen dafür angelegten, unterirdischen Gang verbracht[6], um die Gäste nicht zu stören. Wir wollen dieses Entgegenkommen würdigen und Lehrsatz Nr. 2 formulieren.

Lehrsatz Nr. 2: Feiere Deine Erfolge und verschweige Deine Misserfolge.

---

2   Bartels, Gunda: Atemnot in Davos; in: Der Tagesspiegel vom 16.11.2013.
3   Bruck, B.v.: Alexander Spengler, Pionier der Klimatherapie; in: Deutsches Ärzteblatt, Jg. 101, Heft 6, 6. Februar 2004 S. A357.
4   Villiger, B.: „Es hat nichts mit der Luft zu tun" – Interview des Schweizer Rundfunks, SRF vom 13.3.2016 https://www.srf.ch/play/radio/regi-gr/audio/beat-villiger-es-hatte-nichts-mit-der-luft-zu-tun--30-3-2016?id=91a7b86f-05f6-48c0-b1e8-81c4d885a9e7.
5   Neue Züricher Zeitung (NZZ) vom 10.6.2012; https://www.nzz.ch/wissen/wissenschaft/fehldiagnosen-in-davos-1.17218572.
6   Mündliche Mitteilung des Geschäftsführers des Hotels Schatzalp aus dem Jahr 2012.

Qualitätssicherung lebt von unabhängiger Messung und Transparenz der Ergebnisse. Werden unerwünschte Ergebnisse verschwiegen, mag dies kurzfristig der Reputation dienen, mittelfristig entstehen unerfüllbare Erwartungen. Diese führen zu einer negativen Kundenzufriedenheit bei den betroffenen Patienten und im solidarischen System auch bei den Kostenträgern.

Wenn wir die internationale Definition von Qualitätssicherung heranziehen, die darunter alle Einzelmaßnahmen versteht, die geeignet sind, bei Kunden und Interessenspartnern Vertrauen hervorzurufen, wird das mitunter nicht spannungsfreie Verhältnis von Qualitätssicherung und Darlegung in der Öffentlichkeit deutlich.[7]

Der auch heute noch weitverbreitete prozessorientierte Ansatz (Übereinstimmung mit fachlich anerkannten Standards) greift zu kurz. Erst in Kombination mit dem ergebnisorientierten Ansatz (Wirksamkeit in Bezug auf kurz- oder mittelfristige Ziele) werden Qualitätsinformationen generiert, die Behandlungs- und Wahlentscheidungen ermöglichen sowie die Voraussetzung für ein Management der Qualität auf Einrichtungs- und Belegungsebene darstellen.[8] Im Jahr 107 nach den Geschehnissen auf dem Zauberberg scheint die Zeit reif, Qualitätsergebnisse in geeigneter Form öffentlich zu machen (public reporting). Ein auf gesicherten Informationen beruhendes Vertrauen ist eine bessere Rehabilitationsgrundlage als der Glaube an bewährte Prozesse und wohlformulierte Werbetexte.

Wissen oder glauben? Der Zauberberg legt die Wurzeln dieser Welterklärungs- und Qualitätsmodelle frei. Thomas Mann inszeniert mit den Streitgesprächen zwischen den beiden Rehabilitanden Ludovico Settembrini und Leo Naphta ihr Aufeinanderprallen. Der Humanist Settembrini kämpft für die Aufklärung und den wissenschaftlich begründeten Fortschritt. Schwer erkrankt entwickelt er seine Utopie des individuellen Glücks. Der Weg dorthin beinhaltet nicht weniger, als alles Leiden auszumerzen. Wir können in Ludovico Settembrini den Apologeten der modernen Rehabilitation sehen. Seine Utopie der freien Entfaltung des Individuums in einer gleichberechtigten Gesellschaft dürfen wir heute mit Selbstbestimmung und umfassender Teilhabe gleichsetzen.

Der Scholastiker und glänzende Rhetoriker Naphta hält mit der ganzen Kraft der Ideologie und fanatischer Orthodoxie dagegen. „Der Glaube ist das Organ

---

7 DIN EN ISO 8402, August 1995, Ziffer 3.5.
8 Toepler, E.: Qualität und Wirksamkeit, in: Praxis Klinische Verhaltensmedizin und Rehabilitation, 2018, 103, 266–272.

der Erkenntnis."[9] Der Mensch hat sein Leid zu tragen und sich in den Dienst des Größeren zu stellen. Krankheit und Leiden sind anzunehmen. Nicht die persönliche Freiheit ist das Ziel, sondern die „tiefste Lust liegt im unbedingten Gehorsam."[10] Seine Utopie ist die Diktatur, der Weg dorthin ist der Terrorismus.

Blicken wir auf die letzten 100 Jahre Weltgeschichte, können wir leider nicht feststellen, dass sich Ludovico Settembrini durchgesetzt hat. Leo Naphta beherrsche ganze Epochen und hat auch heute mächtige Adepten.

Für die moderne Rehabilitation hingegen dürfen wir feststellen, dass aus der Utopie des Ludovico Settembrini ein gesellschaftlicher Anspruch geworden ist. Mit der BAR hat die Rehabilitation eine Anwältin zur Seite gestellt bekommen, die unser aller Unterstützung verdient.

Im vergangenen Jahr wurde der Belegungsvertrag mit der Hochgebirgsklinik Davos für erwachsene Patienten gekündigt. Eine lange Zusammenarbeit zwischen der deutschen Sozialversicherung und „dem Zauberberg" geht zu Ende. Wir können daher nicht mit dem Satz von Walter Jens enden, der als asthmakranker Rhetorik-Professor ausrief: „Was am Ende sollte denn helfen, wenn nicht Davos?"[11] Wir können ihn jedoch dankend aufnehmen und mit Lehrsatz Nr.3 schließen.

Lehrsatz Nr. 3: Was am Ende soll denn helfen, wenn nicht die Rehabilitation?

---

9 Mann, Th.: Der Zauberberg, kommentierte Ausgabe, Frankfurt 2002, S. 599.
10 Lubich, F.A: Der Tugendkatalog des internationalen Terrors findet sich schon in Thomas Manns Zauberberg FAZ vom 26.10.2001 (Nr. 249, S. 55).
11 Walter Jens, in der Festrede zum 75-jährigen Bestehen der Hochgebirgsklinik Davos, zit n. Tagesspiegel a. a. O.

Menschen mit Behinderungen in der heutigen Gesellschaft

von Maren Müller-Erichsen, Beauftragte der Hessischen Landesregierung für Menschen mit Behinderungen

Vor 60 Jahren wurde die Bundesvereinigung Lebenshilfe e.V. gegründet mit dem Ziel, dass Kinder mit Behinderungen, die nach dem Krieg geboren wurden, vor Ort betreut und gefördert werden. Flächendeckend wurden Sondereinrichtungen geschaffen, beispielsweise Sonderkindergärten, Werkstätten und Wohneinrichtungen. In vielen kommunalen Kindergärten war damals die Aufnahme von Kindern mit Behinderungen laut Satzung verboten, ein Relikt aus dem Nationalsozialismus. Dies habe ich persönlich erlebt, als ich meinen Sohn Olaf mit Down-Syndrom (DS) im Jahre 1978 im kommunalen Kindergarten anmelden wollte. Als die Satzung in der Kommune geändert wurde, erfolgte die Aufnahme von Olaf in den Kindergarten. Man sprach damals von „grauer Integration". In diesem Zeitraum hatten 60 Prozent der Kinder in Sonderkindertagesstätten das DS, heute liegt der Anteil zwischen sechs und zehn Prozent.

Anfang der 1980er Jahre diskutierten wir, inwieweit eine integrative Betreuung von Kindern mit Behinderungen in den Kindertagesstätten erfolgen könnte. Wir entschieden uns für die Umwidmung der Sonderkindertagesstätten in integrative Kindertagesstätten, in denen Kinder mit und ohne Behinderung betreut werden. Das war in Deutschland einmalig! Ziel war es, Restgruppen von Kindern mit schweren Behinderungen zu verhindern – lange vor der Ratifizierung der UN-Behindertenrechtskonvention.

Mich als Mutter eines Sohnes mit dem DS hat in dieser Zeit die Aussage des wissenschaftlichen Beirates der Ärztekammer aus dem Jahr 1980 schockiert. In dieser Bekanntmachung steht unter Kapitel 2 „Die Notwendigkeit der genetischen Beratung" folgendes:

> „Die Grenze der Leistungsfähigkeit der Gesamtheit der Versicherten und des Staates im Bereich gesundheitlicher Maßnahmen ist in Sicht, ja verschiedentlich bereits überschritten. Als wichtige Konsequenz ergibt sich aus dieser Situation, dass der Krankheitsvorbeugung und somit auch der genetischen Beratung für die Zukunft ein besonderes Gewicht beigemessen werden muss."[1]

---

1 Vgl. Deutsches Ärzteblatt, Heft 4 vom 24.1.1980, S. 188.

Niemand in der Solidargemeinschaft hat protestiert. Das war eine Begründung für die flächendeckende Einrichtung von humangenetischen Instituten. Ich weiß noch sehr genau, dass ich damals das Sozialministerium und den Landeswohlfahrtsverband Hessen nach dem Ziel der Gründungen in Hessen befragt habe. „Wir wollen nur beraten", war deren Antwort. Aus der Sicht eines behinderten Menschen sagte Peter Radtke folgendes:

> „Die Angst vor einer Säuberungswelle, diesmal unter Zuhilfenahme der modernen gentechnologischen Erkenntnisse, ist keinesfalls mehr nur ein Hirngespinst eines hysterischen Betroffenen, sondern lässt sich aus Fakten und Umständen belegen."[2]

In den 1990er Jahren haben sich Behindertenverbände, Bundesvereinigung Lebenshilfe und Bundesverband für Körper- und Mehrfachbehinderte e.V. intensiv mit der Pränatal-Diagnose befasst. Auf einer Fachtagung 1990[3] in Köln zum Thema „Vom Recht auf Anderssein", nahmen Experten dazu Stellung, unter anderen auch Peter Radtke.[4] In seinem Referat erwähnt er die Dissertation von Hans Heinrich von Stackelberg, der 1980 in einer Kosten-Nutzen-Analyse den ökonomischen Vorteil von humangenetischen Instituten errechnet hat.[5] In einer genauen Kalkulation bezifferte er Einsparungen, die erreicht werden können, wenn keine/weniger Menschen mit Behinderungen betreut werden müssen. Unglaublich aus heutiger Sicht ist es, dass diese Dissertation mit einem Preis des damaligen Bundessozialministeriums ausgezeichnet wurde.

Amniozentese (AC) fand ihre Verbreitung. Viele Kinder mit einem genetischen Defekt, beispielsweise DS, wurden erkannt und oft abgetrieben. Einige Eltern haben die behandelnden Ärzte verklagt, weil ihr Kind das DS hatte. Sie sahen ihr eigenes Kind als „Schaden" an. Dies erzeugte Druck bei den Ärzten, die in ihrer Beratung den Eltern die AC bei Verdacht empfohlen hatten.[6] Es gab

---

2 Vgl. Radtke, Peter: Pränatale Diagnostik und genetische Beratungsstellen. Neuer- Miebach, Terese u. Tarneden, Rudi (Herausgeber) In: Vom Recht auf Anderssein, Lebenshilfe-Verlag, 1994 S. 37–44.
3 Vgl. Neuer- Miebach, Terese u. Tarneden, Rudi (Herausgeber), Vom Recht auf Anderssein, Lebenshilfe-Verlag, 1994.
4 Vgl. Radtke, Peter: Pränatale Diagnostik und genetische Beratungsstellen. Neuer-Miebach, Terese u. Tarneden, Rudi (Herausgeber) In: Vom Recht auf Anderssein, Lebenshilfe-Verlag, 1994 S. 37–44.
5 Vgl. Stackelberg, Hans Heinrich von, Probleme der Erfolgskontrolle präventivmedizinischer Programme – dargestellt am Beispiel einer Effektivitäts- und Effizienzanalyse genetischer Beratung, 1980.
6 Vgl. BGH, Urt. v. 15. 2. 2000 – VI ZR 135/99 (Karlsruhe).

Fehlentscheidungen und auch Fehlgeburten. Kürzlich wurde berichtet[7], dass der Vorsitzende des Gemeinsamen Bundesausschusses Josef Hecken geäußert hat, 400 Kinder pro Jahr würden auch durch die AC tot geboren.

Die Lebenshilfe e.V. lehnte von Anbeginn die AC ab. Bereits im Jahr 1990 forderte Peter Radke auf der oben erwähnten Tagung, dass die humangenetischen Institute werdende Eltern nicht defizitorientiert, sondern über begleitende Hilfestellungen und persönliche Entwicklungsmöglichkeiten des Kindes mit Behinderungen beraten sollten.[8] Dieser Forderung schließe ich mich weiterhin an. Ärzte sollten keine negativen Prognosen gegenüber Eltern äußern. Die humangenetischen Institute benötigen die sozialpädagogische Kompetenz, um Eltern zu beraten (Frühförderung), die Kinder mit Behinderungen erwarten. Schließlich ist es normal, verschieden zu sein, wie Bundespräsident Richard von Weizsäcker in einer Ansprache sagte.[9]

Ich habe folgende negative Prognosen von Ärzten mitgeteilt bekommen: „Ihr Kind ist schwerstbehindert, ein Vollidiot, geben Sie es in ein Heim." Mein Sohn mit DS hat lesen und schreiben gelernt. Er lebt heute fast selbstständig und sein Lieblingsschriftsteller ist Shakespeare. Seit 1975 wurden mehr als 100.000 Menschen mit DS abgetrieben.[10] Es ist Zeit, auch an diese Menschen zu denken.

Der Bluttest (Praena-Test) wird die Abtreibungszahl weiter erhöhen. Nur bei drei Prozent der Menschen mit Behinderungen sind diese angeboren, 97 Prozent der Behinderungen entstehen im Laufe des Lebens.[11] In Deutschland leben zurzeit 50.000 Menschen mit dem DS, das sind 0,06 Prozent der Bevölkerung.[12] Trotzdem wird ihnen das „Recht auf Leben nach Art. 10 UN-BRK" durch solche

---

7 Vgl. Kim, Björn Becker: Nicht mehr auf der Welt, FAZ Woche Nr. 16, 12.4.2019 S.22–24.
8 Vgl. Radtke, Peter: Pränatale Diagnostik und genetische Beratungsstellen. Neuer- Miebach, Terese u. Tarneden, Rudi (Herausgeber) In: Vom Recht auf Anderssein, Lebenshilfe - Verlag, 1994 S. 37–44.
9 Vgl. von Weizäcker, Richard Ansprache von Bundespräsident Richard von Weizsäcker bei der Eröffnungsveranstaltung der Tagung der Bundesarbeitsgemeinschaft Hilfe für Behinderte, Bonn, 1. Juli 1993, unter http://www.bundespraesident.de/Shared Docs/Reden/DE/Richard-von-Weizsaecker/Reden/1993/07/19930701_Rede.html, [Abruf 15.7.2019].
10 Errechnet nach den Daten des Deutschen Statistisches Bundesamt Statistisches Bundesamt, GZ 366861 / 619014, erhalten per E-Mail am 02.04.2019.
11 Vgl. https://www.destatis.de/DE/Presse/Pressemitteilungen/2018/06/PD18_228_227.html, [Abruf 15.7.2019].
12 Vgl. Janson, Matthias, Down-Syndrom in Deutschland unter https://de.statista.com/infografik/15758/down-syndrom-in-deutschland/, [Abruf 15.7.2019].

Tests und Abtreibungen genommen. Prof. Dr. med. Axt-Fliedner von der Universität Gießen hat als Experte für Ultraschall ausgesagt, dass wir keine Tests brauchen, da die Fehlbildungen im Ultraschall frühzeitig zu erkennen seien.[13] Aber sollen Menschen mit DS wirklich nicht mehr existieren?

Menschen mit DS sind sehr fröhlich, hilfsbereit, eine Bereicherung in unserer heutigen Gesellschaft. Gerade sie helfen uns, das Sozialsystem zu verbessern. Hier fordere ich die Politik auf, sich dem Wunsch „Recht auf Leben nach Art. 10 UN-BRK" zu öffnen!

---

13 Vgl. Prof. Dr.med. Axt-Fliedner, Leiter des Zentrums für Pränatale Medizin & Fetale Therapie von der Justus-Liebig Universität Giessen, Gesundheitsrechtliches Praktikerseminar unter dem Titel „Nicht-invasive Pränataltests (NIPT) im Kontext der Schwangerenvorsorge" am 5.6.2019.

Rehabilitation im Medizinstudium – Kompetenzsicherung zukünftiger Ärztinnen und Ärzte für eine teilhabeorientierte medizinische Versorgung

von Prof. Dr. Wilfried Mau, Präsident Deutsche Gesellschaft für Rehabilitationswissenschaften e.V.

Hintergrund

Vor allem auf Grund der demografischen Entwicklung, der Zunahme von chronischen Erkrankungen und der damit verbundenen gesellschaftlichen Herausforderungen bei der Versorgung und Teilhabesicherung der Betroffenen wurde die Rehabilitation kürzlich als „die Gesundheitsstrategie des 21. Jahrhunderts" bezeichnet[1]. Insbesondere Ärztinnen und Ärzten in Praxen, Krankenhäusern und Betrieben haben dabei wichtige rehabilitative Steuerungs- und Versorgungsaufgaben, damit Rehabilitationsangebote bedarfsgerecht genutzt und erreichte Ergebnisse verstetigt werden. Darauf werden sie in ihrer Ausbildung allerdings vielfach nicht optimal vorbereitet, obwohl die Lehre zur Rehabilitation seit dem Jahr 2003 in der Approbationsordnung für Ärzte vor allem im 12. Querschnittsbereich „Rehabilitation, Physikalische Medizin, Naturheilverfahren" curricular verankert ist. Deshalb engagiert sich die Deutsche Gesellschaft für Rehabilitationswissenschaften e.V. (DGRW) auf vielfältige Weise bei der Verbesserung der rehabilitationsbezogenen Lehre.

Durchführungsrealität der rehabilitationsbezogenen Lehre

Die konkrete Gestaltung der Lehre zur Rehabilitation ist den einzelnen Hochschulen und Universitäten überlassen. Dazu hat die DGRW die Strukturen und curricularen Prozesse an den medizinischen Fakultäten über mehrere Fragebogenerhebungen in einem Zeitraum von zwölf Jahren analysiert. Zu jedem Befragungszeitpunkt waren zwischen den einzelnen Standorten erhebliche Unterschiede festzustellen. Bei 68 Prozent der Fakultäten wurde die Lehre zu

---

1 Stucki G., Bickenbach J, Gutenbrunner C., Melvin J. Rehabilitation: The Health Strategy of the 21st Century. J Rehab Med 2018; 50:309–3016.

Rehabilitation, Physikalischer Medizin oder Naturheilverfahren im Jahr 2015 von Kliniken beziehungsweise Instituten koordiniert, deren Bezeichnung keinen dieser Begriffe enthielt[2]. Lehr-/Forschungsbereiche in mindestens einem dieser drei Teilbereiche gibt die Hälfte der Regel- und Modellstudiengänge an, aber kein Reformstudiengang oder Studiengang mit ausländischem Abschluss. Studiengänge mit diesen Lehr-/Forschungsbereichen folgen häufiger dem Lernzielkatalog der DGRW/DGPMR (s. u.) (67 % gegenüber 33 %), thematisieren ein breiteres Spektrum der rehabilitationstypischen Krankheitsgruppen und gehen häufiger auf die versorgungsrelevanten Bereiche Frührehabilitation (87 % gegenüber 47 %) und geriatrische Rehabilitation (53 % gegenüber 33 %) ein.

Die frontale Lehre in Vorlesungen steht in der Regel immer noch weit im Vordergrund der Lehrveranstaltungen, obwohl diese zu einem geringeren Kompetenzerwerb führen als aufwändigere interaktive Gruppenangebote oder die eigenständige Erarbeitung von Inhalten mit Anwendung des Gelernten unter Einsatz moderner didaktischer Methoden. Trotzdem finden solche Formate, zu denen unter anderem der Einsatz strukturierter Fallbeispiele, problemorientiertes Lernen und verschiedene Varianten des E-Learning gehören, selten Anwendung.

Empfehlungen und Angebote der Rehabilitationswissenschaften

Die Heterogenität der Lehrangebote in den Medizinischen Fakultäten und der häufig festgestellte Entwicklungsbedarf veranlasste die DGRW bereits im Jahr 2010, die Erfordernisse der rehabilitationsbezogenen Lehre mit zehn Empfehlungen in einem Positionspapier zusammenzufassen, die weiterhin aktuell sind.[3] Zu ihnen gehören klare Curricula, in denen sich die Inhalte, Methoden und Leistungsnachweise an zuvor definierten Lernzielen ausrichten. Wegen der zentralen Bedeutung kompetenzbasierter Lernziele hat die DGRW im Jahr 2017 gemeinsam mit der Deutschen Gesellschaft für Physikalische Medizin und Rehabilitation (DGPMR), nach einer Vorversion aus dem Jahr 2004, einen revidierten Lernzielkatalog erstellt[4]. Mit Bezug auf diese Lernziele wurde

---

2   Schmidt S., Bergelt C., Deck R. et al. Aktuelle Entwicklungen der rehabilitationsbezogenen Lehre in den humanmedizinischen Studiengängen in Deutschland: Ergebnisse der DGRW-Fakultätenbefragung 2015. Rehabilitation 2017;56:47–54.
3   Mau W., Kawski S, Lay W. et al. Erfordernisse der Ausbildung zur Rehabilitation in der humanmedizinischen Lehre. Positionspapier der Deutschen Gesellschaft für Rehabilitationswissenschaften (DGRW). Rehabilitation. 2010;49:114–9.
4   Mau W., Liebl M. E., Deck R. et al. Kompetenzbasierter Lernzielkatalog „Rehabilitation, Physikalische Medizin, Naturheilverfahren" (RPMN) – revidierte Fassung Gemeinsame Empfehlung der Deutschen Gesellschaft für Rehabilitationswissenschaften e.V.

eine intuitiv bedienbare Online-Datenbank mit Lehrmaterialien verschiedener Medientypen, Prüfungsfragen und Links aus sechs Hochschulen erstellt[5]. Ihr Konzept als MediaWiki ermöglicht die ständige Weiterentwicklung durch die Nutzergemeinschaft der Hochschuldozentinnen und -dozenten, denen die Datenbank nach Registrierung kostenfrei zur Verfügung gestellt wird. Damit soll eine Angleichung der zentralen Lerninhalte zur Rehabilitation im Studium der Humanmedizin in Deutschland unterstützt werden, die nicht im Widerspruch zu erweiterten standortspezifischen Profilbildungen im Detail steht.

Bedeutung der Bundesarbeitsgemeinschaft für Rehabilitation (BAR) für die Gestaltung von Lehrangeboten

In der genannten Online-Datenbank wird unter anderem auf die Website der BAR (www.bar-frankfurt.de) verlinkt, die für die Gestaltung von Lehrangeboten zur Rehabilitation und Teilhabe von großer Bedeutung ist. In übersichtlicher Form sind dort aktuelle Informationen sowohl für die Dozentinnen und Dozenten als auch die Studierenden zum Beispiel für die Vor- und Nachbereitung von Lehrveranstaltungen, Fallbearbeitungen et cetera verfügbar. Exemplarisch sind zu nennen das Bundesteilhabegesetz und andere gesetzliche Grundlagen, die ICF einschließlich Fallbeispielen und Core-Sets mit Dokumentationsbögen, die gemeinsamen Empfehlungen sowie Datenbanken und Verzeichnisse einschließlich der Anlaufstellen für Rehabilitation und Teilhabe. Die Entwicklung des Teilhabeverfahrensberichts mit seinem erwartbar zunehmenden Informationsgehalt bietet die Möglichkeit, die Vielfalt und Transparenz der beantragten und bewilligten Rehabilitationsleistungen aller Träger bei Lehrveranstaltungen zu thematisieren.

Nicht zuletzt ist das von der BAR im Jahr 2018 neu herausgegebene Werk „Rehabilitation" zu nennen, das sich primär an bereits praktizierende Berufsgruppen der Gesundheitsversorgung wendet[6]. Es bietet auch den Studierenden, zum Beispiel für vertiefende Recherchen, wichtige Details in einer übersichtlichen

---

(DGRW) und der Deutschen Gesellschaft für Physikalische Medizin und Rehabilitation e.V. (DGPMR). Rehabilitation 2017; 56, 397–411.

5 Schmidt S., Mau W. Entwicklung eines Reha-Wikis für rehabilitationsbezogene Lehrmaterialien mit Zuordnung zu kompetenzbasierten Lernzielen. Rehabilitation 2019;58:128–135.

6 Bundesarbeitsgemeinschaft für Rehabilitation e. V. (BAR) (Hrsg.). Rehabilitation: Vom Antrag bis zur Nachsorge – für Ärzte, Psychologische Psychotherapeuten und andere Gesundheitsberufe. Springer, Berlin, 2018.

Zusammenstellung. Insgesamt ist das breite Spektrum an Informationen und Materialien der BAR mit aktuellen Entwicklungen der Rehabilitation und Teilhabe eine sehr gute Quelle, die auch für die Vermittlung der notwendigen Kompetenzen zum lebenslangen Lernen hervorragend nutzbar ist.

Ausblick

Nachdem die Rehabilitation im Verhältnis zur akutmedizinischen Versorgung in der ärztlichen Ausbildung der medizinischen Fakultäten und Hochschulen bis heute eine unterschiedliche, in der Regel geringe Berücksichtigung fand, zeichnet sich für die Zukunft ein deutlich erhöhter Stellenwert ab. Der Wissenschaftsrat hat im Jahr 2018 in den „Empfehlungen der Expertenkommission zum Masterplan Medizinstudium 2020" zur Neustrukturierung des Medizinstudiums und Änderung der Approbationsordnung für Ärzte das Fach Rehabilitationsmedizin als eines von 30 eigenständigen Prüfungsfächern aufgenommen[7]. Derzeit werden mit Beteiligung der DGRW relevante Inhalte zur Rehabilitation in den neuen Gegenstandskatalog für das Medizinstudium in Verbindung mit der Revision des „Nationalen Kompetenzbasierten Lernzielkatalogs Medizin (NKLM)" eingebracht, der für alle Fakultäten verbindlich wird.

Die für die Rehabilitation und Teilhabeorientierung unabdingbaren Kompetenzen zur interprofessionellen Zusammenarbeit werden dabei entsprechend den Empfehlungen der Expertenkommission ebenfalls deutlich stärker betont. Damit dies gelingt, sind analoge Verankerungen in den Ausbildungsordnungen und Curricula der anderen Berufsgruppen der Rehabilitation erforderlich. Auch für die gleichzeitige grundlegende Reform des Psychologiestudiums, die zur Approbation als Psychotherapeut*in führt, sollen die für die Medizin erarbeiteten kompetenzbasierten Lernziele zur Rehabilitation, Teilhabeorientierung und interprofessionellen Kooperation im Gegenstandskatalog integriert beziehungsweise adaptiert werden. Nicht zuletzt können diese Lernziele für das Gesamtkonzept zur Neuordnung und Stärkung der Ausbildung der Gesundheitsfachberufe durch die aktuell damit befasste Bund-Länder-Arbeitsgruppe und für die Curricula in den zunehmend akademisierten Ausbildungsgängen aller rehabilitationsrelevanten Berufsgruppen eine Orientierung bieten.

---

7 Wissenschaftsrat. Empfehlungen der Expertenkommission zum Masterplan Medizinstudium 2020 (Drs. 7271-18), September 2018. Link [Abruf 4.7.2019]: https://www.wissenschaftsrat.de/download/archiv/7271-18.pdf.

Zugang zur Rehabilitation aus der ambulanten Versorgung: Auf dem Weg zum Optimum

von Angelika von Schütz, Stellvertretende Vorsitzende Kassenärztliche Vereinigung Mecklenburg-Vorpommern

Wenn die kurative Behandlung an ihre Grenzen kommt und es darum geht, mit den Auswirkungen der Erkrankungen bestmöglich zu leben, zählen niedergelassene Ärztinnen und Ärzte zu den wichtigsten Weichenstellern zur medizinischen Rehabilitation. Sie kennen das Gesundheitsproblem und die daraus resultierenden Funktionseinschränkungen als auch das Lebensumfeld ihrer Patientinnen und Patienten. Es gibt keine besseren Voraussetzungen, um den Zugang zur Rehabilitation einzuleiten und dabei zwischen den Wünschen der Patienten zur bestmöglichen Teilhabe, den Einschränkungen durch die Erkrankung, den noch bestehenden Körperfunktionen und dem Lebensumfeld des Patienten abzuwägen. Im Sinne der Patienten ist es daher ein großer Erfolg, dass der Zugang seit 2016 durch die Rehabilitation-Richtlinie des Gemeinsamen Bundesausschusses erleichtert wurde. Seither kann jede niedergelassene Ärztin und jeder Arzt Maßnahmen der medizinischen Rehabilitation zu Lasten der gesetzlichen Krankenkassen verordnen. Für die Aufhebung dieser Zulassungsbeschränkung hatte sich die Ärzteschaft jahrelang eingesetzt.

Ein zusätzlicher Meilenstein wurde mit der Abschaffung des Formulars 60 erreicht, des als Sinnbild der Überbürokratie empfundenen „Antrags auf den Antrag", mit dem Ärzte zunächst das Antragsformular des richtigen Trägers beantragten konnten. Auf Drängen der niedergelassenen Ärzte konnten die Krankenkassen ebenfalls im Jahr 2016 überzeugt werden, sich dieses weiteren Hemmschuhs für den Zugang zur Rehabilitation zu entledigen.

Seither stiegen die Zahlen für Anträge auf medizinische Rehabilitation zulasten der Gesetzlichen Krankenversicherung (GKV) merklich an. Waren es in 2015 noch rund 159.600 Verordnungen, wurden 2018 insgesamt 255.900 Verordnungen zulasten der GKV ausgestellt und abgerechnet[1]. Ein Plus von rund 60 Prozent. Vor 2016 waren durch die obligate Nutzung des „Antrags auf den Antrag" zwar falsche Trägerallokationen so gut wie ausgeschlossen, so dass in

---

1 Nach Abrechnungsstatistik KBV.

diesen Verordnungszahlen sicher auch Verordnungen eingeschlossen sind, die anderen Trägern zuzuordnen sind. Grundsätzlich ist jedoch festzuhalten, dass durch die Abschaffung der Zulassungsbeschränkung und des Formulars 60 der Zugang zur ambulanten Rehabilitation deutlich erweitert wurde.

Und dennoch ist davon auszugehen, dass das Potenzial der Rehabilitationen und die Möglichkeiten des Zugangs aus der vertragsärztlichen und vertragspsychotherapeutischen Versorgung noch nicht gänzlich gehoben sind. Der Anteil der Ärzte, die medizinische Rehabilitation tatsächlich verordnen, ist von 2015 auf 2018 zwar ebenfalls gestiegen (von 17 auf 28 %), allerdings verordnen rund zwei Drittel aller Vertragsärzte gar keine Rehabilitation zulasten der GKV. Mit Blick auf die Zahl der Verordnungen je Arzt ist ebenfalls festzustellen, dass noch „Luft nach oben" zu sein scheint. Je Arzt wurden im Jahr 2018 im Mittel 4,6 Reha-Verordnungen ausgestellt. Bemerkenswert daran ist, dass Hausärztinnen und Hausärzte nur rund 4,3 Verordnungen im Jahr und damit weniger als der Durchschnitt ausgestellt haben.

Um den Zugang zur medizinischen Rehabilitation noch weiter zu verbessern, muss es daher vordringliches Ziel sein, die positiven Einflüsse der Rehabilitation noch weiter in den Fokus der niedergelassenen Vertragsärzteschaft zu rücken. Nach Verzicht auf ein verbindliches Qualifikationserfordernis zur Verordnung von medizinischer Rehabilitation zu Gunsten einer Erweiterung des Kreises potentieller Verordner kommt es umso mehr darauf an, Informationsangebote zu schaffen, die Ärzte freiwillig konsumieren wollen. Dazu hat die Kassenärztliche Bundesvereinigung zwar eine ansprechende Broschüre erarbeitet, die ein gutes Gleichgewicht zwischen untergesetzlichen Grundsätzen und anwendungsorientierten Beispielen aus der Praxis findet. Allerdings muss sich diese im Zeitalter des Informationsüberflusses trotz zunehmender Digitalisierung und einer damit einhergehenden E-Mail-Flut gegen den Stapel von Papieren, die den täglichen Posteingang der Arztpraxen dominieren, durchsetzen. Ein wahrlich schweres Unterfangen!

Da gleichzeitig die zur Verfügung stehende Arztzeit[2] sinkt, sich gleichzeitig alle Ärztinnen und Ärzte mehr Zeit für ihre Patienten und Patientinnen wünschen[3], wird im Überangebot an Informationen zwangsläufig priorisiert,

---

2   Die Zeit, die ein Arzt oder Psychotherapeut für die Behandlung von Patienten zur Verfügung hat, nimmt seit einigen Jahren stetig ab. Mehr dazu unter https://www.kbv.de/html/themen_38343.php.
3   Siehe u.a. Projekt „Mehr Zeit für Behandlung" unter der Leitung des Nationalen Normenkontrollrates: http://www.kbv.de/media/sp/NKR_Positionspapier_Arztpraxenprojekt.pdf.

wodurch entsprechende Informationsmaterialien unter Umständen hinten runterfallen.

Um Informationen zur medizinischen Rehabilitation „konkurrenzfähig" zu machen, wurde eine Onlinefortbildung konzipiert[4], die mittels CME-Punkte-Zertifizierung Anreize schafft, sich kritisch mit dem Thema Rehabilitation und der dahinter stehenden Systematik auseinanderzusetzen. Aber auch dieses Onlineangebot verbessert nur für diejenigen Patienten den Zugang, deren Ärzte mit dem CME-Punkte- Anreiz (CME für Continuing Medical Education) erreicht werden konnten.

Um einen systematischen Zugang zur Reha zu ermöglichen, wird es weitergehender Initiativen bedürfen. Wenn es der Gesetzgeber ernst meint mit dem Grundsatz „Reha vor Pflege" und „Reha vor Rente" und sich die bereits gewonnene Evidenz der medizinischen Rehabilitation verstätigt[5], muss eine Möglichkeit geschaffen werden, den Bedarf an medizinscher Rehabilitation in den Praxen der niedergelassenen Kolleginnen und Kollegen systematisch zu erfassen. Dies könnte zum Beispiel in einem Setting analog der Vorsorgeuntersuchungen geschehen, in dem jeder Patient ab einem bestimmten Alter oder mit definierten Risikoprofilen einen Anspruch auf ein „Screening" erhält. Bei dieser Untersuchung könnte durch entsprechend qualifizierte Vertragsärztinnen und Vertragsärzte der konkrete Bedarf eruiert und die erforderliche Verordnung gleich ausgestellt werden. Mit diesem Modell würde der Zugang zur medizinischen Rehabilitation systematisiert werden. Das Potential der Reha könnte einem noch größeren Patientenkreis zugänglich gemacht werden. Die Rolle der Vertragsärzteschaft als wesentlicher Wegbereiter zur Reha würde gestärkt werden. Das bedeutet aber auch, dass die damit einhergehende Verantwortung gewissenhaft wahrgenommen werden muss. Die niedergelassenen Fachärztinnen und Fachärzte für Physikalische und Rehabilitative Medizin, die für diese Art von Assessment heute schon qualifiziert wären, könnten erste Ansprechpartner für eine solche Leistung sein. Bleibt also nur noch die Frage, warum es einen solchen Anspruch eigentlich noch nicht gibt!?

---

4   Fortbildungsportal der KBV: weitere Informationen und Zugang: https://www.kbv.de/html/7703.php.
5   Übersicht der aktuellen Forschungsergebnisse u.a. im Rahmen des 28. Rehabilitationswissenschaftliches Kolloquium Deutscher Kongress für Rehabilitationsforschung: http://forschung.deutsche-rentenversicherung.de/ForschPortalWeb/ressource?key=tagungsband_28_reha_kolloqu_15th_efrr.pdf.

Veränderungen in der Sozialgesetzgebung

50 Jahre Reha-bezogene Sozialgesetzgebung[1]

von Dr. Thomas Stähler und Wofa Abdelkader, Fachreferenten
Bundesarbeitsgemeinschaft für Rehabilitation e. V. (BAR)

Einleitung

Nach wie vor aktuell ist das historisch gewachsene gegliederte Sozialleistungssystem. Unterschiedliche Sozialleistungen und verschiedene Leistungsträger bedingen vor allem eine verbesserte Koordination der Leistungen und verbesserte Kooperation der Rehabilitationsträger. Handlungsleitend muss dabei sein, dass die nach dem individuellen Bedarf des Menschen mit (drohender) Behinderung erforderlichen Leistungen nahtlos ineinandergreifen.

Bedeutsame Gesetzgebungsschritte auf Bundesebene sind vor diesem Hintergrund im Rückblick insbesondere das Bundesteilhabegesetz (BTHG), die UN-Behindertenrechtskonvention (UN-BRK), das Neunte Buch Sozialgesetzbuch (SGB IX) und das Reha-Angleichungsgesetz (RehaAnglG). Vorgenannte Rechtsentwicklung macht deutlich, dass Zusammenarbeit der Rehabilitationsträger untereinander, aber auch mit den weiteren Akteuren im Leistungsgeschehen zu einer immer konkreter formulierten Anforderung geworden ist. Das zeigen namentlich die Vorschriften des neuen SGB IX.

Zentral im Fokus steht somit das BTHG mit wesentlichen Änderungen im SGB IX, im Vordergrund hierbei die Stärkung von gesellschaftlicher Teilhabe und Selbstbestimmung von Menschen mit (drohender) Behinderung. An der Verwirklichung dieser Zielsetzung im Geist der UN-BRK zu arbeiten, ist zugleich Herausforderung und Aufgabe aller Akteure im Bereich der Rehabilitation und Teilhabe.

Rückblick

1969: Gründung der Bundesarbeitsgemeinschaft für Rehabilitation e. V. (BAR)

Die Gründung der BAR als „gemeinsame Plattform" der Rehabilitationsträger auf Bundesebene erfolgt auf Initiative der Sozialpartner zur Sicherstellung und Gestaltung der Rehabilitation im Gesamtsystem der sozialen Sicherung, organisatorisch verankert zunächst bei der gesetzlichen Rentenversicherung (RV), namentlich beim Verband Deutscher Rentenversicherungsträger (VDR).

---

[1] Rechtsstand bis Ende 2018.

1974: Reha-Angleichungsgesetz (RehaAnglG)
Mit diesem Gesetz wird eine verbesserte Zusammenarbeit der Reha-Träger sowie ein zügiges und nahtlos ablaufendes Reha-Verfahren angestrebt. Das RehaAnglG soll eine bessere Orientierung des behinderten Menschen im gegliederten System der Rehabilitation ermöglichen. Zentrales Element hierbei ist zum Beispiel der mit dem Gesetz eingeführte „Gesamtplan zur Rehabilitation" gewissermaßen als Vorläufer des – später gesetzlich verankerten – Teilhabeplans. Auch wird die Gesamtvereinbarung als Vorläufer der – später mit dem SGB IX eingeführten – Gemeinsamen Empfehlungen als Übereinkunft zwischen den Rehabilitationsträgern zur Verbesserung der Kooperation und Koordinierung der Leistungen eingeführt.

1974: Schwerbehindertengesetz
Das Schwerbeschädigtengesetz aus dem Jahr 1953 wird durch das Gesetz zur Weiterentwicklung des Schwerbeschädigtenrechts vom 24. April 1974 in Schwerbehindertengesetz umbenannt und mit Änderungen übertragen. Eine Novellierung erfolgt 1986. Mit der Schwerbehinderten-Ausgleichsabgabeverordnung (SchwbAV) 1988 macht der Verordnungsgeber späterhin von der Ermächtigung zum Erlass einer Rechtsverordnung in § 11 Abs. 3 (vorm. § 8 Abs. 4) Gebrauch. Zum 1. Juli 2001 wird das Schwerbehindertengesetz Bestandteil des SGB IX beziehungsweise geht in dieses über.

1976: SGB I (Allgemeiner Teil)
Mit der Einführung des Ersten Buches Sozialgesetzbuch ist das vorrangige Ziel verbunden, ein einheitliches Gesetzgebungswerk für alle wesentlichen Bereiche der sozialen Sicherung zu erhalten. Das SGB I leitet als erstes von ursprünglich zehn vorgesehenen Büchern des Sozialgesetzbuches den Einstieg in eine sukzessive Ablösung der Reichsversicherungsordnung (RVO) ein.

1977: SGB IV (Gemeinsame Vorschriften für die Sozialversicherung)
Das SGB IV enthält Bestimmungen insbesondere für die gesetzliche Krankenversicherung (GKV), die gesetzliche Unfallversicherung, die gesetzliche Rentenversicherung einschließlich der Alterssicherung der Landwirte sowie die soziale Pflegeversicherung. Teilweise gelten die Vorschriften auch für die Arbeitsförderung, die Sozialhilfe und – mit Inkrafttreten des SGB II im Jahr 2005 ebenso – für die Grundsicherung für Arbeitsuchende. Das SGB IV regelt keinen eigenen Leistungsbereich, sondern zieht gemeinsame, für die gesamte Sozialversicherung geltende Bestimmungen „vor die Klammer", zum Beispiel allgemeine Definitionen für Arbeitsentgelt, Beschäftigung oder Regelungen für die Organisation der Selbstverwaltung.

1981: SGB X (Sozialverwaltungsverfahren und Sozialdatenschutz)
Das SGB X regelt das sozialrechtliche Verwaltungsverfahren, den Schutz der Sozialdaten sowie die Zusammenarbeit der Sozialleistungsträger untereinander und ihre Rechtsbeziehungen zu Dritten.

Ab 1989: Trägerspezifische einzelne Bücher des Sozialgesetzbuches („Leistungsgesetze")
Erstmals im Sozialgesetzbuch wird 1989 im SGB V das Leistungsrecht der gesetzlichen Krankenkassen, auch als Träger von Leistungen zur medizinischen Rehabilitation, geregelt. Neuregelungen für die anderen Rehabilitationsträger folgen in den Jahren danach, im Einzelnen: SGB VIII (betreffend Kinder- und Jugendhilfe, 1990/1991), SGB VI (betreffend Gesetzliche Rentenversicherung, 1992), SGB VII (betreffend Gesetzliche Unfallversicherung, 1997), SGB III (betreffend Arbeitsförderung, 1998), SGB II (betreffend Grundsicherung für Arbeitssuchende, 2005), SGB XII (betreffend Sozialhilfe, 2005).

1990: Wiedervereinigung und Einigungsvertrag
In den Jahren nach der Wiedervereinigung sind die deutsche Sozial- und Gesundheitspolitik und mithin auch das Reha-Geschehen in einen langwierigen Prozess des Zusammenführens zweier vollkommen verschiedener Systeme eingebunden. Der Staatsvertrag vom 18. Mai 1990 überträgt im Wesentlichen das westdeutsche Sozialrechts- und Institutionsmodell auf die neuen Bundesländer. Die von den Rehabilitationsträgern, insbesondere der gesetzlichen Rentenversicherung, erbrachte Aufbauarbeit im Beitrittsgebiet wird auch durch Koordinierungs- und Schulungsmaßnahmen der BAR begleitet.

1994: Erweiterung des Benachteiligungsverbotes im Grundgesetz
Mit Satz 2 wird in Art. 3 Abs. 3 GG das Benachteiligungsverbot wegen einer Behinderung in die Verfassung aufgenommen und damit nachfolgende Änderungen zum Beispiel in Bezug auf die Verpflichtung zur Herstellung von Barrierefreiheit in gesetzlichen Bestimmungen angestoßen.

1995: SGB XI (Soziale Pflegeversicherung)
Mit dem SGB XI wird die Pflegeversicherung als neuer eigenständiger Zweig der Sozialversicherung (außerhalb des Systems der Rehabilitation) eingeführt. Mit den Pflegestärkungsgesetzen (PSG I-III) 2015 bis 2017 soll fortschreitend die Situation von Pflegebedürftigen, Angehörigen sowie Menschen, die in der Pflege arbeiten, verbessert werden. Kontinuierlich weiter gestärkt werden soll zugleich der Grundsatz „Reha vor Pflege", zum Beispiel durch stärkere Berücksichtigung der Rehabilitation bei der Begutachtung.

1996/1997: Wachstums- und Beschäftigungsförderungsgesetz (WFG)
Das WFG tritt im Wesentlichen am 1. Januar 1997 in Kraft. Die Vorschriften enthalten für die gesetzliche Rentenversicherung unter anderem eine Begrenzung der Reha-Ausgaben. Dieser sogenannte Reha-Deckel orientiert sich an den Entwicklungen der Bruttolöhne und -gehälter. (Hinweis: Infolge Einführung des RV-Leistungsverbesserungsgesetzes im Jahr 2014 wird bei der jährlichen Anpassung des Reha-Budgets neben der voraussichtlichen Lohnentwicklung nunmehr zusätzlich die demografische Entwicklung berücksichtigt.)

2000: GKV-Gesundheitsreformgesetz
Durch das GKV-Gesundheitsreformgesetz werden Gesundheitsförderung, Prävention und Rehabilitation gestärkt. Hervorzuheben sind hierbei die Förderung von Selbsthilfegruppen und Patientenberatungsstellen sowie Leistungsverbesserungen in der Rehabilitation der GKV. Im Zusammenwirken mit dem GKV-Modernisierungsgesetz aus dem Jahr 2004 werden zudem Grundlagen für die Integrierte Versorgung geschaffen.

2001: SGB IX (Rehabilitation und Teilhabe von Menschen mit Behinderungen)
Mit dem SGB IX, durch das vor allem das vormalige Schwerbehindertengesetz und RehaAnglG abgelöst werden, wird erstmals trägerübergreifend ein Gesetz geschaffen, das für alle Rehabilitationsträger einheitlich geltende Rechtsvorschriften zur Rehabilitation und Teilhabe von Menschen mit Behinderungen enthält. Die Sozial- und Jugendhilfeträger werden hierbei in den Kreis der Rehabilitationsträger aufgenommen. Zu den Neuerungen des SGB IX zählt auch die Fortführung des Grundanliegens der Gesamtvereinbarung in „verstärkter" Form der mit besonderem Rechtscharakter versehenen Gemeinsamen Empfehlungen, ferner die mit dem SGB IX eingeführte Leistungsform des persönlichen Budgets (seit 2008 als bundesweite Rechtsanspruchsleistung) sowie die trägerübergreifende Verankerung der stufenweisen Wiedereingliederung (leistungsrechtlich für die GKV zuvor schon und weiterhin verankert in § 74 SGB V), ebenso die Aufnahme von Rehabilitationssport und Funktionstraining als ergänzende Leistung.

2002: Behindertengleichstellungsgesetz (BGG)
Das BGG regelt die Gleichstellung von Menschen mit Behinderungen im Bereich des öffentlichen Rechts (soweit der Bund zuständig ist) und ist ein wichtiger Teil der Umsetzung des Benachteiligungsverbotes aus Art. 3 Abs. 3 S. 2 GG. Wesentlich ist die aus dem BGG resultierende Verpflichtung zur Herstellung von Barrierefreiheit (§ 4) – eine Thematik, der sich auch die BAR verstärkt und weiter annimmt.

2004: Novellierung des SGB IX

Durch Art. 1 des Gesetzes zur Förderung der Ausbildung und Beschäftigung schwerbehinderter Menschen wird unter anderem mit dem geänderten § 84 (jetzt: § 167) Abs. 2 SGB IX die Verpflichtung von Arbeitgebern zur Durchführung eines Betrieblichen Eingliederungsmanagements (BEM) bei länger erkrankten Beschäftigten eingeführt.

2006: Allgemeines Gleichbehandlungsgesetz (AGG), umgangssprachlich auch „Antidiskriminierungsgesetz"

Das AGG ist das einheitliche zentrale Regelungswerk in Deutschland zur Umsetzung von vier europäischen Antidiskriminierungsrichtlinien, die seit dem Jahr 2000 erlassen worden sind. Benachteiligungen im Sinne dieses Gesetzes entgegenzuwirken, ist letztlich auch eine der Zielsetzungen von Rehabilitationsleistungen für Menschen mit Behinderungen.

2006: Verabschiedung UN-Behindertenrechtskonvention (UN-BRK)// 2009: Ratifizierung und Inkrafttreten UN-BRK

Zur vollen, wirksamen und gleichberechtigten Teilhabe von Menschen mit Behinderungen („Inklusion als Menschenrecht") sieht die UN-BRK insbesondere angemessene Vorkehrungen als spezifische auf den Einzelfall bezogene Maßnahmen, so die Feststellung und Beseitigung von Zugangshindernissen und -barrieren, vor. Als Völkerrecht im Rang einfachen Bundesrechts hat die UN-BRK unmittelbare Rechtswirkungen auch in Deutschland, Umsetzungen erfolgen im Rahmen des Nationalen Aktionsplans (NAP) der Bundesregierung und der Aktionspläne von Landesregierungen sowie auch der Rehabilitationsträger (zum Beispiel Deutsche Rentenversicherung, Deutsche Gesetzliche Unfallversicherung).

2007: GKV-Wettbewerbsstärkungsgesetz (GKV-WSG)

Mit diesem – als Erweiterung des Gesetzes zur Modernisierung der gesetzlichen Krankenversicherung (GKV-Modernisierungsgesetz - GMG) – verfolgt der Gesetzgeber eine Stärkung von Wettbewerb, Qualität und Wirtschaftlichkeit in der gesetzlichen Krankenversicherung. Über das GKV-WSG neu errichtet und rechtlich ausgestaltet wird der GKV-Spitzenverband, der ab 1. Juli 2008 die ihm im SGB V zugewiesenen Aufgaben zu erfüllen hat (§ 217f SGB V) und zugleich als Spitzenverband Bund der Pflegekassen fungiert (§ 53 SGB XI). In das SGB IX wird neu eingefügt, dass die Spitzenverbände der Rehabilitationsträger im Rahmen der BAR grundsätzliche Anforderungen an ein einrichtungsinternes Qualitätsmanagement sowie ein einheitliches, unabhängiges Zertifizierungsverfahren zu vereinbaren haben (§ 20 Abs. 2a SGB IX a. F., jetzt: § 37 Abs. 3 SGB IX). Im spezifischen Recht der GKV (§ 11 Abs. 4 SGB V) wiederum wird überdies das Versorgungs-/

Entlassmanagement zur Unterstützung des Übergangs von – in der Regel – Krankenhausbehandlung in die Anschlussversorgung neu eingeführt.

2008: BAR wird rechtsfähiger eingetragener Verein

2008: Gesetz zur Einführung der Unterstützten Beschäftigung
Mit dieser Neueinführung im SGB IX wird der Grundsatz „Erst platzieren, dann qualifizieren" hervorgehoben und damit der Grundsatz, dass Qualifikation (möglichst) unmittelbar am Arbeitsplatz erfolgen soll.

2008: Unfallversicherungsmodernisierungsgesetz (UVMG)
Mit der gesetzlich eingeleiteten Neuorganisation der gesetzlichen Unfallversicherungsträger geht eine deutliche Reduzierung der Trägerzahl einher. Zugleich erfolgt mit der Umbenennung des Hauptverbandes der gewerblichen Berufsgenossenschaften (HVBG) und des mit ihm zusammengeschlossenen Bundesverbandes der Unfallkassen in „Deutsche Gesetzliche Unfallversicherung" (DGUV) auch eine Stärkung dieses Dachverbandes auf Bundesebene.

2011: Novellierung des SGB II
Damit im Wesentlichen aufgegriffen wird das komplexe Wechselspiel zwischen der Bundesagentur für Arbeit und den Jobcentern (vormals ARGE – Arbeitsgemeinschaft SGB II – vor Inkrafttreten des Art. 96e GG): Letztere fungieren als gemeinsame Einrichtungen der Bundesagentur für Arbeit und eines kommunalen Trägers oder als Einrichtungen eines hierfür zugelassenen kommunalen Trägers. Auch den Jobcentern obliegt die Erkennung möglicher Rehabilitationsbedarfe sowie die Hinwirkung auf eine Antragstellung beim voraussichtlich zuständigen Rehabilitationsträger (vgl. § 9 Abs. 4 SGB IX n. F.).

2015: Präventionsgesetz (PrävG)
Mit dem PrävG wird unter anderem das Ziel verfolgt, den Präventionsansatz als ein Grundprinzip verstärkt in Rehabilitationsleistungen zu integrieren, indem diese rechtzeitig angeboten und eingeleitet werden. Am 19. Februar 2016 werden von der mit dem PrävG etablierten Nationalen Präventionskonferenz (NPK) bundeseinheitliche trägerübergreifende Rahmenempfehlungen (Bundesrahmenempfehlungen) verabschiedet, die auch entsprechende Bezüge zur Rehabilitation aufweisen. Ein erster nationaler Präventionsbericht wird für 2019 vorgesehen.

2015: GKV-Versorgungsstärkungsgesetz (GKV-VSG)
Ziel des Gesetzes ist unter anderem die Förderung innovativer Versorgungsformen, die mit dem GKV-Versorgungsstrukturgesetz 2012 vorbereitet worden sind.

Umfassend reformiert wird das – grundsätzlich auch für Rehabilitationseinrichtungen geltende – Entlassmanagement. Einher geht dies mit einer gesetzlichen Beauftragung des GKV-Spitzenverbandes, der Kassenärztlichen Bundesvereinigung und der Deutschen Krankenhausgesellschaft e. V. zum Abschluss eines entsprechenden Rahmenvertrages (dieser ist ab 1. Oktober 2017 für die Krankenhäuser verbindlich) sowie einer Konkretisierung der Anforderungen an ein Entlassmanagement. Übergeordnetes Ziel des mit dem GKV-Versorgungsstärkungsgesetz ebenfalls eingeführten Innovationsfonds des Gemeinsamen Bundesausschusses ist eine qualitative Weiterentwicklung der Versorgung in der gesetzlichen Krankenversicherung.

2016: Bundesteilhabegesetz (BTHG)
Vor dem Hintergrund der UN-BRK wird im Jahr 2016 das BTHG verabschiedet, dieses tritt zum 1. Januar 2017 in Kraft. Mit dem BTHG wird das SGB IX neugestaltet, einschließlich einer Einfügung des Rechts der Eingliederungshilfe als neuen Teil 2. Die Änderungen sollen stufenweise bis zum 1. Januar 2023 in Kraft treten. Wesentliche Neuerungen durch das BTHG betreffen unter anderem auch eine weitere Stärkung der Kooperation der Leistungsträger und der Koordinierung der Leistungen zur Rehabilitation und Teilhabe. Übergeordnete Zielsetzung ist, eine Einheitlichkeit des Verfahrens der Bedarfsermittlung, der Zuständigkeitsklärung und Teilhabeplanung zugunsten der Menschen mit (drohenden) Behinderungen und Leistungen „wie aus einer Hand" sicherzustellen. Dem dient auch die Herstellung von mehr Verbindlichkeit und Gleichwertigkeit in der Leistungserbringung. Wesentlich hierfür ist der im neugefassten SGB IX festgeschriebene Vorrang der die Einleitung von Teilhabeleistungen, Bedarfserkennung und -ermittlung sowie Leistungskoordinierung betreffenden Kapitel (Teil 1 - Kap. 2 bis 4) gegenüber den trägerspezifischen Leistungsgesetzen (vgl. § 7 Abs. 2). Über die bereits bisher im SGB IX benannten Aufgaben hinaus sind mit dem BTHG weitere zentrale von der BAR wahrzunehmende Aufgaben in einem eigenen Kapitel (Kap. 8) des SGB IX festgeschrieben.

2017: Flexirentengesetz
Wesentliche Änderungen ergeben sich infolge dieses Gesetzes im SGB VI in Bezug auf Leistungen zur Prävention, zur Rehabilitation und Teilhabe von Kindern und Jugendlichen sowie zur Nachsorge. Bisherige Ermessensleistungen werden insoweit nunmehr zu Pflichtleistungen, das heißt, sie sind bei Bestehen

der Anspruchsvoraussetzungen durch den gesetzlichen Rentenversicherungsträger zu erbringen.

2018: Europäische Datenschutzgrundverordnung (EU-DSGVO)
Mit Wirkung zum 25. Mai 2018 wird die EU-DSGVO unmittelbar geltendes Recht in Deutschland und den weiteren EU-Mitgliedstaaten. Damit einher gehen Änderungen unter anderem im SGB X mit Auswirkungen auch auf die Rahmenbedingungen für die trägerübergreifende Zusammenarbeit in der Rehabilitation; zentral hierbei sind die Stichwörter „Erforderlichkeit zur Aufgabenerfüllung", „Einwilligung" und „Informationspflichten" gegenüber den Betroffenen.

Vom bürokratischen Sozialstaat zum sozialen Bürgerstaat – Versuch einer Bestandsaufnahme

von Karl Hermann Haack, ehemaliger Beauftragter der Bundesregierung für die Belange behinderter Menschen

Man kann sich darauf verlassen: In geregelten Abständen wird in der Öffentlichkeit medial wirksam eine Debatte um eine Reform des Sozialstaates eingefordert. Sie beginnt meistens zu Zeiten konjunktureller Abschwünge, beziehungsweise dann, wenn es um neue Leistungspakete einzelner Sicherungszweige geht, und kommt gewöhnlich nicht über eine finanzielle Ressourcenbetrachtung oder eine eindimensionalen Umverteilungsdebatte hinaus. Sinnvoller wäre es dagegen, damit zu beginnen, über die sozialstaatlich und gesellschaftspolitisch gebotene Garantie der „Daseinsvorsorge" als gestaltendes Prinzip unseres Sozialstaates und als Antwort auf gesellschaftliche Verwerfungen unterschiedlicher Ursache zu reden. Es ist das zentrale Thema der heutigen Zeit, aktuell wie künftig. Wissen wir doch inzwischen, dass die Globalisierung, der Marktradikalismus, die Entgrenzung der Welt und die Digitalisierung nationale, solidarisch geprägte soziale Sicherungssysteme in ihrem Kern gefährden. Als Antwort darauf ist Daseinsvorsorge als gestaltendes Prinzip zur Bewältigung des sozialen Wandels zu verankern. Dieser Grundsatz widerspricht nicht der sozialen Marktwirtschaft, sondern gibt dem Markt einen neu bestimmten sozialen Rahmen. Bekennt sich eine Gesellschaft zu den unveräußerlichen Werten von Solidarität, Freiheit und Gleichheit, dann ist soziale Sicherheit eine Grundvoraussetzung, um dieses Versprechen im Alltag einzulösen.

Aktuell spielt diese Diskussion in der Wohnungspolitik, in der Garantie einer menschenwürdigen Pflege und anderem eine große Rolle. Sie findet statt in der Bildungspolitik und ganz neu stellt sich diese Frage der Daseinsvorsorge im ländlichen Raum.

Sozialer Wandel verändert laufend die Gesellschaft. Damit verändern sich auch die Anforderungen an ein „gutes Regieren". Ein Großteil unserer Gesellschaft, traditionell in Milieus lebend, verliert zunehmend ihre Lebensgewissheiten, ausgelöst durch die Modernisierungsschübe von Wirtschaft und Gesellschaft. Generell gilt: Milieus lösen sich zunehmend auf, individuelle Lebensentwürfe treten als Ansprüche zunehmend an deren Stelle. Wo die einen Werteverfall und Entsolidarisierung sehen, betrachten die anderen diese Entwicklung als Zuwachs an Freiheit mit neuen Entscheidungs- und Lebensgewohnheiten. Davon wird auch der Sozialstaat in seinem paternalistischen Verständnis und bürokratischen Handlungsmuster herausgefordert. Zwar wird unwidersprochen die Leistungsfähigkeit als auch die Motivation derer, die im Leistungsgeschehen arbeiten, anerkannt, gleichwohl muss sich die Institution Sozialstaat mit den Forderungen nach „gutem Regieren" auseinandersetzen. Forderungen wie Transparenz, Verhandeln und Mitentscheiden auf gleicher Augenhöhe und Bürgernähe statt ausufernder Bürokratie prägen das Verhältnis der Bürger zu den Institutionen des Sozialstaates. Dieser wird oft in seinen Handlungen als vormundschaftlich und bürokratisch empfunden. Wenig Verständnis für individuelle Ansprüche werden ihm nachgesagt.

Ein Beispiel, über das jahrelang diskutiert wird, sich aber nichts bewegt: Aus den Ergebnissen der Morbiditätsforschung ist zu entnehmen, dass die häufigsten Krankheiten zivilisatorisch erworben sind. Es zeigt sich, dass diese oft einen chronischen Verlauf nehmen und vor dem Hintergrund des demografischen Wandels häufig zu Pflegebedürftigkeit führen. Sinnvoll wäre es daher, Versorgungsketten ambulant/stationär aufzubauen, in denen inhaltlich und personenzentriert Prävention, Akutversorgung und Rehabilitation miteinander verknüpft werden können. Bisher werden die jeweiligen Leistungen aus unterschiedlichen Zweigen der Sozialversicherung gewährt. In einem solchen Verteilungsmodus ist der Mensch nicht Subjekt, sondern Objekt. Der anspruchsvolle Grundsatz der Reform ist also: Die Dienstleistung folgt dem Menschen und nicht der Mensch der Dienstleistung!

Was kann, was sollte also passieren? Folgerichtig wäre es etwa auch, die Kranken- und Pflegeversicherung zusammenzulegen. Dies war ursprünglich angedacht, aber bei der damaligen politischen Konstellation nicht durchsetzbar. Es bleibt bei der bürokratischen Abgrenzung beider Systeme. Es darf auch nicht nur fiskalisch darüber nachgedacht werden, wie groß der Anteil der Beitragszahler beziehungsweise der Steuerzahler zu gesamtgesellschaftlichen Projekten der Daseinsvorsorge sein muss.

Gefragt sind positive Beispiele. Zwei stehen in einem Zusammenhang mit den Beratungen um das SGB IX. Die Interessenvertretung Selbstbestimmt Leben und das Forum behinderter Juristinnen und Juristen traten während der Beratungen als „Experten in eigener Sache" auf. Zusammen mit anderen Verbänden forderten sie für die Menschen mit Behinderungen im damaligen Gemeinsamen Ausschuss Ärzte/Krankenkassen (seit 2004 Gemeinsamer Bundesausschuss / G-BA) eine dritte Bank ein. „Nicht über uns, sondern mit uns" war die Parole. Heute haben Organisationen, die auf Bundesebene maßgeblich die Interessen von Patientinnen und Patienten und der Selbsthilfe chronisch kranker und behinderter Menschen in Deutschland vertreten, im G-BA Mitberatungs- und

Antragsrechte und werden durch eine Stabsstelle Patientenbeteiligung unterstützt. Ein Erfolg emanzipativer Gesetzgebung.

Ähnlich, das zweite Beispiel, ist wider Erwarten die Deutsche Bahn AG. Seit mehr als 15 Jahre agiert unter der Überschrift „Barrierefreies Reisen" eine paritätisch besetzte Arbeitsgruppe aus Vertretern der Deutschen Bahn und des Deutschen Behindertenrates, um gemeinsame Grundsätze zu erarbeiten. Wieder definieren sich die Vertreter der Behinderten als Experten in eigener Sache. Hier aber geht die Entwicklung einen Schritt weiter als beim Gemeinsamen Bundesauschuss. Die Problematik des Reisens für Menschen mit Behinderungen wurde aufgelöst in die Beantwortung der Frage: Wie reisen in einer Gesellschaft, die sich demografisch laufend verändert? Der Versuch also, eine inklusive Antwort zu geben. Dabei wurde auch deutlich, dass es unterschiedliche Interessen unter den behinderten Menschen und ihren Organisationen gibt, die es auszugleichen gilt. Überraschend das Ergebnis einer Nutzeranalyse des Angebotes „Leichte Sprache". Die steigenden Nutzerzahlen sind auch unter anderem darauf zurückzuführen, dass Reisende frei von Behinderungen wegen der Allgemeinverständlichkeit das Angebot nutzen. Expertensprache versus Leichte Sprache.

Der Schluss aus allem legt nahe, danach zu fragen, wie der Transformationsprozess vom bürokratischen Sozialstaat zum sozialen Bürgerstaat beschleunigt werden kann: Der Schlüssel liegt in der Einführung einer lernenden Gesetzgebung, die gesellschaftlichen Wandel akzeptiert, den Bürger aktiv in seiner Betroffenheit beteiligt, Lebensläufe zum Ausgangspunkt der Hilfeleistung nimmt und damit einen ganzheitlichen Ansatz realisiert.

Auf dem Weg zum Neunten Sozialgesetzbuch (SGB IX)[1]

von Prof. Dr. Harry Fuchs, Sozial- und Kulturwissenschaften, Hochschule Düsseldorf

Einleitung

Die Geschichte des SGB IX reicht in die Zeit vor dem am 1.10.1974 in Kraft getretenen Rehabilitations-Angleichungsgesetz (RehaAnglG) zurück. Ziel dieses Gesetzes war unter anderem[2], die Nachteile des gegliederten Sozialleistungssystems für Menschen mit Behinderungen zu überwinden. Als Vorteil des gegliederten Systems wurde angesehen, „dass jede Gruppe der Rehabilitationsträger sich den bei ihr auftauchenden Fragen und Problemen besonders widmen kann" und damit die Möglichkeit besteht, „spezifische Erfahrungen zu sammeln und daraus Initiativen zu entwickeln". Als Nachteil wurden u.a. die unterschiedlichen Zuständigkeiten empfunden, die im Einzelfall voneinander abzugrenzen seien und „die Unterschiedlichkeit der Rechtsvorschriften, die zu einer Unterschiedlichkeit der Begriffe und der Leistungen geführt" habe[3].

Das RehaAnglG enthielt neben der Angleichung der Leistungen unter anderem Grundsätze für die rechtzeitige Einleitung und den nahtlosen Ablauf des Rehabilitationsgeschehens sowie das reibungslose Zusammenwirken der Rehabilitationsträger[4]. Diese sollten bei gleichen Tatbeständen gleiche Leistungen gewähren und zwar nicht nur für die berufsfördernden, sondern auch weitgehend für die medizinischen Maßnahmen zur Rehabilitation[5].

Der Gesetzgeber diskutierte, ob man der Umstrukturierung des gesamten Systems der Rehabilitation den Vorzug geben sollte, etwa durch Errichtung einer „Bundesanstalt für Rehabilitation". Dies wurde verworfen, weil man die Selbstverwaltung als einen Vorteil des gegliederten Systems der wichtigsten Rehabilitationsträger ansah. Diese gewährleiste „eine enge Verbindung zur Praxis und

---

1 Das Material zu diesem Beitrag befindet sich im Archiv der Friedrich-Ebert-Stiftung.
2 Gesetz zur Angleichung der Leistungen zur Rehabilitation BT-Drs. 7/1237 vom 9.11.1973.
3 BT-Drs. 7/1237, S. 50.
4 a. a. O., S. 54.
5 a. a. O., S. 50.

damit auch zur Fortentwicklung des Rehabilitationsgeschehens"[6]. Zumal auch die Aktivitäten der auf Initiative der Sozialpartner gegründeten Bundesarbeitsgemeinschaft für Rehabilitation (BAR)[7] und die gute Zusammenarbeit mit den beteiligten Bundesressorts eine Überwindung der Nachteile des gegliederten Systems erwarten ließen[8].

Initiative der Selbstverwaltung

Alfred Schmidt, damals Leiter der Abteilung Sozialpolitik beim Deutschen Gewerkschaftsbund und alternierender Vorstandvorsitzender des AOK Bundesverbandes, später des Verbandes Deutscher Rentenversicherungsträger (VDR), erkannte als einer der Ersten, dass der Gesetzgeber damit die Entscheidung über eine Umstrukturierung des gesamten Systems an die Rolle und Aufgabenwahrnehmung der Selbstverwaltung der Rehabilitationsträger geknüpft hatte, verbunden mit der Erwartung, dass diese in ihrer Verantwortung auf der Basis des Reha-AnglG die Schnittstellenprobleme für Menschen mit Behinderungen überwindet. Er schrieb bereits im Oktober 1974[9],

> „dass Selbstverwaltung und Verwaltung der Sozialversicherung, eine gehörige Portion Arbeit zu bewältigen hat. Vor allem wenn man sich vergegenwärtigt, dass nach dem Bericht des Ausschusses für Arbeit und Sozialordnung.... die Abgeordneten dieses Gesetz mehr oder weniger als Beginn ansehen und eine ganze Reihe weiterer Perspektiven ins Auge fassen, dürfte deutlich geworden sein: Es darf im Bereich der medizinischen Reha nicht der gleiche Sachverhalt eintreten, wie bei der beruflichen Rehabilitation[10], wo die öffentliche Hand von der Selbstverwaltung Zug um Zug wichtige Aufgaben, der Planung der Einrichtung usw. wegnimmt."

Das abgestimmte Ergebnis eines zwischen Schmidt und dem Verfasser Ende 1987 geführten Fachgesprächs machte Schmidt zur Grundlage seiner Veröffentlichung „Rehabilitation in der Rentenversicherung – was kann verbessert werden? – Fragen und Aufgaben für die Selbstverwaltung der sozialen Rentenversicherung"[11]. Diese Publikation erhielten zahlreiche Akteure im Bereich der Rehabilitation, aber auch der Wissenschaft und Forschung. Auf der Basis dieses Austauschs mit zum Teil sehr kontroversen Meinungsäußerungen entstand die

---

6 a. a. O., S. 50.
7 6.2.1969.
8 a. a. O., S. 51.
9 Noch in der Verantwortung als alternierender Vorsitzender des AOK Bundesverbandes.
10 1978 wurde ein Teil der Aufgaben der beruflichen Rehabilitation von der gesetzlichen Rentenversicherung auf die Bundesanstalt für Arbeit verlagert.
11 Deutsche Rentenversicherung 8–9/87 Hrsg. Verband Deutscher Rentenversicherung.

Veröffentlichung „Die Rehabilitation in der Rentenversicherung – Gedanken zur Weiterentwicklung"[12], eine weitere zur Rehabilitation der sozialen Krankenversicherung.[13] Beide enthalten neben einer kritischen Bestandsaufnahme der vorhandenen Defizite bereits eine Fülle von Lösungsvorschlägen, die später zum Teil von der Gesetzgebung aufgegriffen wurden. Weil einige Akteure – wie später der Sachverständigenrat – das gegliederte System als Ursache der Probleme ansahen[14], votierte Schmidt gegen die Ansiedlung der Rehabilitation in einem eigenständigen Träger.

Kommission zur Weiterentwicklung der medizinischen Rehabilitation der gesetzlichen Rentenversicherung

Auf Initiative ihrer alternierenden Vorstandsvorsitzenden Schmidt und Doetsch[15] setzte der VDR Anfang 1989 die Kommission zur Weiterentwicklung der medizinischen Rehabilitation der gesetzlichen Rentenversicherung ein, die ihr Ergebnis im Dezember 1991 vorlegte. Die Einsetzung wurde damit begründet, dass sowohl in der Öffentlichkeit als auch in Fachkreisen von Wissenschaft und Praxis vielfach die Auffassung vertreten werde, dass das System der Rehabilitation strukturelle Schwachstellen aufweise. Die Selbstverwaltung wollte damit zugleich einen Beitrag zu den langjährigen Planungen der Bundesregierung leisten, das Rehabilitationsrecht in einem SGB IX zusammenzufassen[16].

Die Kommission, der Vertreter der Selbstverwaltungen und Geschäftsführungen der Rentenversicherung, Mediziner und unabhängige Wissenschaftler angehörten, wurde in sechs Arbeitsbereichen von interdisziplinär zusammengesetzten, wissenschaftlich begleiteten Projektgruppen unterstützt, in denen mehr als 150 Akteure tätig waren. Sie bezog auch die Reformansätze der Enquete-Kommission (s. Ziffer 4) ein. Der 326-seitige Abschlussbericht enthält zu den Themenfeldern Recht und Struktur, Sozialmedizinische Grundlagen, Rehabilitationskonzepte, Epidemiologie/EDV-Verfahren, Verwaltung sowie Forschung und Lehre Vorschläge zur Weiterentwicklung der medizinischen Rehabilitation

---

12 Deutsche Rentenversicherung 9/88 Hrsg. Verband Deutscher Rentenversicherungsträger.
13 Die Betriebskrankenkasse Heft 10/88.
14 Vgl. dazu H. Fuchs (2008), „Vernetzung und Integration im Gesundheitswesen am Beispiel der medizinischen Rehabilitation", asgard verlag, Sankt Augustin, S. 315ff, wonach nicht das System an sich, sondern die im System handelnden Akteure und deren Interessen die Ursachen der Probleme sind.
15 Dr. Werner Doetsch, Arbeitgebervertreter im Vorstand des VDR.
16 Bericht der Reha-Kommission, Dezember 1991, Vorwort.

und des Rehabilitationsrechts, die im Gesetzgebungsverfahren zum SGB IX aufgegriffen wurden.

Enquete-Kommission des Deutschen Bundestages und Sachverständigenrat im Gesundheitswesen

Für den Sachverständigenrat für die Konzertierte Aktion im Gesundheitswesen[17] lagen die Gründe für bestehende Defizite im gegliederten System der Rehabilitation. Insbesondere hätten sich die im Reha-AnglG vorgesehenen Instrumente als im Wesentlichen unwirksam erwiesen. Er zog unter anderem in Erwägung, den Leistungsbereich der Rehabilitation von der Rentenversicherung auf die Krankenversicherung zu verlagern.

Die Enquete-Kommission zur Strukturreform der gesetzlichen Krankenversicherung beriet in einer Unterarbeitsgruppe die Kritik an der Rehabilitation. Sie formulierte die Prinzipien der Kontinuität, Integration und Finalität, an denen sich Konzepte der Weiterentwicklung messen lassen müssten. Sie forderte, das Rehabilitationsrecht in einem besonderen Teil des Sozialgesetzbuches zusammenzufassen[18], sodass der Bundestag mit der Beschlussfassung über den Abschlussbericht 1990 der Bundesregierung quasi einen entsprechenden Auftrag erteilte. Diese hatte zuvor in ihren Berichten über die Lage behinderter Menschen mehrfach eine entsprechende Absicht bekundet, ohne jedoch ein konkretes Gesetzgebungsverfahren einzuleiten. Die ab 1991 eingeleitete „Kodifizierung" des Reha-Rechts endete 1994, weil das Elfte Sozialgesetzbuch vorgezogen wurde

Die Initiative von Karl Hermann Haack

Der SPD-Bundestagsabgeordnete Karl Hermann Haack legte 1995 als „bäderpolitischer Sprecher" seiner Fraktion ein Thesenpapier zur Bäderpolitik vor, das er kurze Zeit später zu zehn behindertenpolitischen Thesen weiterentwickelte, die erhebliche politische Aufmerksamkeit erregten.

Daran anknüpfend beauftrage die SPD-Fraktion Ende 1996 einen Sachverständigen mit der Erarbeitung eines Gutachtens zur Kodifikation des Rehabilitationsrechts in einem SGB IX, wobei Maßnahmen zur Verzahnung der Rehabilitationsträger bei der Entwicklung der Rehabilitationskonzepte und der Planung der Rehabilitation, der Entbürokratisierung der Zugangswege zur

---

17 Sachverständigenrat 1988, 104ff, 180f.
18 BT-Drs. 11/6380, S. 49, Tz 77.

Rehabilitation sowie zur Unterstützung und Betreuung der Leistungsberechtigten im gegliederten System einbezogen sein sollten. Das Gutachten wurde im Juni 1998 öffentlich vorgestellt. Es enthält weitgehend die Elemente, auf denen der rehabilitationspolitische Teil der Koalitionsvereinbarung vom Mai 1999, das Eckpunktepapier der Koalitionsfraktionen zum SGB IX vom Juli 1999 und letztlich das SGB IX aufsetzen. Da das Gutachten auch viele Elemente der VDR-Reha-Kommission aufnimmt, kann man zu Recht feststellen, dass das SGB IX auch in Teilen wissenschaftlich begründet ist.

Das SGB IX ist – anders als 1993 vorgesehen – mehr als eine Kodifizierung des zuvor geltenden Rehabilitationsrechts. Es gewährt Menschen mit Behinderungen einen Rechtsanspruch auf Förderung ihrer selbstbestimmten Teilhabe durch Teilhabeleistungen. Es setzt menschenrechtliche Pflichten um und ist insgesamt an der International Classification of Functioning, Disability and Health (ICF) orientiert. Es greift die Prinzipien der Finalität, Kontinuität und Integration auf.

Die BAR und die soziale Selbstverwaltung[1]

von Prof. Dr. Felix Welti, Sozial- und Gesundheitsrecht, Recht der Rehabilitation und Behinderung, Universität Kassel

Einführung

Rehabilitation ist Kernaufgabe der Sozialversicherungsträger und beschäftigt deren Selbstverwaltungsorgane stark. Die Nähe zur Arbeitswelt spricht die Kernkompetenz der sozialen Selbstverwaltung an. Gibt es in der Rehabilitation auch mehr Probleme als anderswo? Jedenfalls: Während die einen auf lebensnahes Engagement verweisen, gilt die „Selbstverwaltung" anderen als Bremse von Reformen.

Die Selbstverwaltung von Rehabilitationsträgern

Für die politische Wahrnehmung von außen ist oft entscheidend, dass die Rehabilitationsträger als Körperschaften mit Selbstverwaltung eigene Entscheidungen darüber treffen, wie sie Sozialrecht ausführen. Das „Selbst" der Selbstverwaltung sind dann viele einzelne Körperschaften, die als sich selbst steuerndes System erscheinen. Dieses Eigenleben der Verwaltung erscheint nach außen als rechtfertigungsbedürftig gegenüber den demokratisch legitimierten Vorgaben von Gesetzgeber und Aufsicht.

In der Innenwahrnehmung wird dagegen differenziert zwischen „Verwaltung" und „Selbstverwaltung", wobei letztere auf ehrenamtliche Mitwirkung in Selbstverwaltungsorganen bezogen wird. Selbstverwaltung ist dann hilfreich, um Gesetze lebensnah zu konkretisieren und um die Verwaltung effektiver zu kontrollieren als es eine externe Aufsicht vermöchte. Das „Selbst" der Selbstverwaltung sind in dieser Sicht Versicherte und Arbeitgeber. Die immer engeren und komplexeren gesetzlichen Vorgaben sind dann das Problem gegenüber der legitimierten Regelung eigener Angelegenheiten. Dieses Spannungsverhältnis gehört zur Selbstverwaltung.

---

1 Stark gekürzter Vortrag vom 27.5.2019 in Berlin bei der GVG. Erkenntnisse gehen zurück auf ein von der Hans-Böckler-Stiftung gefördertes Projekt, zusammengefasst in: Karl-Heinz Köpke/ Alexandra Richter/ Felix Welti, Soziale Selbstverwaltung und Rehabilitation. Sichtweisen, Bewertungen und Anregungen von Expertinnen und Experten der Selbstverwaltung, Study 384, Düsseldorf: HBS, 2018.

Erfolge, Probleme und Herausforderungen

1. Nähe zur Lebens- und Arbeitswelt
Die Reha-Kommissionen des Verbands Deutscher Rentenversicherungsträger, Ende der 1980er Jahre aus den Selbstverwaltungsorganen angeregt, haben zu Innovationen beigetragen, etwa stufenweise Wiedereingliederung, Stärkung ambulanter und betriebsnaher Rehabilitation und intensivierte Rehabilitationsforschung[2].
Hier zeigt sich die Stärke der sozialen Selbstverwaltung, deren mit der Arbeitswelt vertraute Akteure Erfahrungen aus der tariflichen Gestaltung oder dem Betrieblichen Eingliederungsmanagement nutzbar machen können. Die immer stärkere Zentralisierung der Rehabilitationsträger ist für Ehrenamtliche mit größeren Fahrtzeiten und Entfernung von Betrieben und Gemeinden verbunden. Der Informationsvorsprung der Hauptamtlichen wächst.
2. Selbstbestimmung und Partizipation
Besonders relevante Grundsätze des Rechts der Rehabilitation sind individuelle Selbstbestimmung, auch bei der Rehabilitation selbst, und die kollektive Partizipation an ihrer Ausgestaltung. Das Wunsch- und Wahlrecht der Versicherten auf individuelle Ausgestaltung der Leistungen (§ 8 SGB IX) wird in Selbstverwaltungsorganen thematisiert und, etwa im Widerspruchsausschuss, gegen rigide Standardisierung geschützt.
Die kollektive Partizipation von Menschen mit Behinderungen an sie betreffenden Entscheidungen (Art. 4 Abs. 3 UN-BRK) wird etwa durch Aktionspläne einiger Rehabilitationsträger realisiert. Jedenfalls die Gewerkschaften haben Erfahrung aus der betrieblichen Schwerbehindertenvertretung. Gleichwohl wäre eine sichtbarere und autonome Interessenvertretung von Menschen mit Behinderungen erforderlich.
3. Trägerübergreifende Kooperation, Koordination und Konvergenz
Mit dem Reha-Angleichungsgesetz, dem SGB IX und dem Bundesteilhabegesetz hat der Gesetzgeber in drei Anläufen versucht, das gegliederte System zu bewahren, Nachteile wie Zuständigkeitskonflikte, Unübersichtlichkeit

---

2 Vgl. Felix Welti, Zwischen unteilbaren Menschenrechten und gegliedertem Sozialsystem. Behindertenpolitik erster und zweiter Ordnung von 1990 bis 2016, in: Theresia Degener, Marc von Miquel (Hrsg.), Aufbrüche und Barrieren. Behindertenpolitik und Behindertenrecht in Deutschland und Europa seit den 1970er Jahren, Bielefeld 2018, S. 15–42.

und mangelnde Planung auszuräumen und Kooperation, Koordination und Konvergenz herzustellen.

Der Gesetzgeber des SGB IX hat festgehalten, dass dabei Selbstverwaltungslösungen Vorrang haben (BT-Drs. 14/5074, 101). Das Hauptinstrument dafür sollen die im Rahmen der BAR vereinbarten Gemeinsamen Empfehlungen der Sozialversicherungsträger oder ihrer Verbände sein (§§ 25, 26 SGB IX). Damit wurde der Selbstverwaltung zugleich die Hauptverantwortung für das Gelingen zugewiesen.

Die Kritik war erheblich: Gemeinsame Empfehlungen sind nicht zu allen vorgesehenen Materien beschlossen worden. Sie waren wenig konkret und wenig bekannt. Die Rehabilitationsträger sollten regionale Arbeitsgemeinschaften bilden (§ 25 Abs. 2 SGB IX), um sie zu konkretisieren und die auf Bundesebene nicht einbeziehbaren Träger der Eingliederungshilfe und Jugendhilfe einzubinden. Sie sind jedoch – bis heute – nicht eingerichtet worden.

Woran liegt diese Schwäche? Arbeitgeberverbände und Gewerkschaften wissen ja, dass es nicht wichtig ist, welcher Rehabilitationsträger sich bei Abgrenzungsstreit durchsetzt, sondern dass zügig und transparent geprüft und geleistet wird. Sie könnten das Eigeninteresse der Apparate relativieren und rasche Einigungen der Träger durchsetzen, die im Kern alle für die gleiche Solidargemeinschaft da sind. Das versuchen sie auch. Doch scheint die Durchsetzungskraft der Ehrenamtlichen begrenzt. Gerade für Krankenkassen erscheint zudem wegen des Kassenwettbewerbs das Organisationsinteresse als höchster Imperativ.

Gesetzgeber und Versicherungsträger sind zu fragen, ob sie die der Größe der Träger und der Aufgabe entsprechende Professionalisierung des Ehrenamts durch Selbstverwaltungsbüros, Schulungsangebote und erleichterte Freistellung von der Arbeit fördern können.

Neues durch das Bundesteilhabegesetz

Das Bundesteilhabegesetz hat die BAR mit einer neuen gesetzlichen Grundlage versehen (§§ 39–41 SGB IX). Sie ist nun öffentlich-rechtliche Arbeitsgemeinschaft (§ 94 SGB X) unter Rechtsaufsicht des Bundesministeriums für Arbeit und Soziales mit den Aufgaben Beobachtung, Auswertung und Bewertung der Zusammenarbeit, einschließlich Aufbereitung und Erhebung von Daten in einem Teilhabeverfahrensbericht, Erarbeitung gemeinsamer Empfehlungen, trägerübergreifender Beratungsstandards und Qualitätskriterien, Förderung der Partizipation Betroffener auch innerhalb der BAR, Öffentlichkeitsarbeit und trägerübergreifende Forschung.

Damit hat der Gesetzgeber die BAR als zentralen Ort trägerübergreifender sozialer Selbstverwaltung substanziell gestärkt. Insbesondere der auch die Länder einbeziehende Teilhabeverfahrensbericht kann nicht nur dringend benötigte Erkenntnis über Verwaltungsgeschehen und Kooperation erheben und öffentlich machen. Wenn es stimmt, dass Wissen Macht ist, können seine Erkenntnisse den ehrenamtlichen Organen helfen.

Ausblick

Wie die soziale Selbstverwaltung die mit dem BTHG geschaffenen neuen Chancen nutzt, wird sich in den nächsten Jahren zeigen. Der Gesetzgeber müsste weitere Schritte zur verbindlichen Einbindung der Verbände der Menschen mit Behinderung unternehmen. Auch eine Landesebene wird dringend benötigt.

Die soziale Selbstverwaltung hat Zukunft, wenn sie demokratisch, effizient und modern beweist, dass sie auch harte Bretter erfolgreich bearbeiten kann. Die Rehabilitation ist dazu ein gutes Feld der Bewährung.

Der Teilhabeplan als wichtiges Instrument effektiver Verwaltungskooperation

von Dr. Steffen Luik, Richter am Bundessozialgericht

Der Teilhabeplan ist in aller Munde – und das ist gut so. Im sogenannten gegliederten Reha-System ist neben einer individuellen Bedarfsermittlung auch die Kooperation der Träger und die Koordinierung der Leistungen unabdingbar, um Leistungsberechtigten die ihnen gesetzlich zustehenden Leistungen zu garantieren. Wer einen Plan hat, weiß, was er will und wo die Reise hingehen soll. So ähnlich ist das schon im deutschen Wörterbuch Jacob und Wilhelm Grimms festgehalten, wenn dort der Plan als „Grundriß/Entwurf einer zukünftigen Unternehmung" umschrieben wird.[1] Wenn alles „nach Plan" läuft, spart dies üblicherweise Ressourcen, Zeit und Nerven auf allen Seiten, bis das Ziel erreicht ist; und wenn von effektiver Verwaltungskooperation und -koordination die Rede ist, geht es letztlich auch darum.

Planerisches Handeln im Bereich der Leistungsverwaltung hat immer den Zweck, die Steuerungsfähigkeit rechtlicher Regelungen zu steigern und die Ergebnisse zu verbessern, denn im umgekehrten schlechten Fall gilt häufig: „Planlosigkeit hat die Verfehlung der staatlichen Zwecke und Aufgaben zur Folge".[2] Die Mitglieder der BAR haben es treffend auf den Punkt gebracht:

> „Der individuelle Teilhabeplan ist ein wesentliches Mittel zur Erreichung einer einheitlichen Praxis der Feststellung und Durchführung der einzelnen Leistungen zur Teilhabe innerhalb des gegliederten Systems der Rehabilitation und Teilhabe. Er dient bei Träger- und Leistungsgruppenmehrheit der Koordination mehrerer erforderlicher Leistungen zur Teilhabe und zur Kooperation der Rehabilitationsträger. Durch den Teilhabeplan werden eine bessere Verzahnung von Leistungen zur Teilhabe und die Sicherung und Nahtlosigkeit der Leistungserbringung ermöglicht."[3]

Bereits 1997 hat das Bundesverfassungsgericht aus dem Benachteiligungsverbot des Art. 3 Abs. 3 Satz 2 GG („Niemand darf wegen seiner Behinderung benachteiligt werden") verfahrensrechtliche Anforderungen abgeleitet, die sich wie eine erste Blaupause zur Teilhabeplanung lesen. Entscheidungen, die im

---

1 Jacob und Wilhelm Grimm, Deutsches Wörterbuch, Band 7, 1889, Sp. 1885 sub 6.
2 Forsthoff, Lehrbuch des Verwaltungsrechts Band I, Allgemeiner Teil, 10. Aufl. 1973, S. 303.
3 § 48 Abs. 1 der Gemeinsamen Empfehlung „Reha-Prozess", 2. Aufl. 2019.

Zusammenhang mit einer Behinderung ergehen und eine Benachteiligung des behinderten Menschen darstellen können, müssen substantiiert begründet werden. Danach sind – je nach Lage des Falles – Art und Schwere der Behinderung anzugeben sowie die Gründe, die die Behörde gegebenenfalls zu der Einschätzung gelangen lassen, dass eine bestimmte Maßnahme zur Nachteilsausgleichung geeignet ist.[4] Auch mittelbare Diskriminierung berührt den Schutzzweck des. Art. 3 Abs. 3 Satz 2 GG[5]. Das Verfahrensrecht im sogenannten gegliederten System mit seinem „komplizierten System von unterschiedlichen Trägerschaften und Zuständigkeiten" sowie das „Kompetenzgerangel unterschiedlicher Zuständigkeiten"[6] sind insofern typische Fehlerquellen, als ein zu kompliziertes Verfahrensrecht für behinderte Menschen faktisch mittelbar diskriminierende Wirkungen haben kann. Wenn das Verfahrensrecht Hürden aufbaut, die die Realisierung bestehender Leistungsansprüche behinderter Menschen erschweren, sind wir mitten im Art. 3 Abs. 3 Satz 2 GG. Gerade an dieser Stelle hat der Teilhabeplan eine eminent wichtige Funktion, denn durch die Kooperation der Träger und durch eine koordinierte Leistungserbringung wird verhindert, dass Verwaltungs- (und Gerichts)verfahren für Leistungsberechtigte unnötig kompliziert gemacht werden.

Die BAR hat einen nicht geringen Anteil daran, dass der Teilhabeplan, wie er bereits vor 2018 in einer rudimentären Ausprägung in § 10 SGB IX enthalten war, in den letzten Jahren stärker ins Bewusstsein gerückt ist, indem bereits 2004 eine Gemeinsame Empfehlung „Teilhabeplan" verabschiedet und diese später in einen größeren Zusammenhang, den „Reha-Prozess", eingebettet wurde.[7] Ersichtlich hat sich der Gesetzgeber des Bundesteilhabegesetzes 2016 daran reichlich bedient; der Gesetzessystematik ist das zugute gekommen.[8] Besonders die Verknüpfung der Amtsermittlung als Grundlage des Plans mit der sich daran anschließenden Koordination der Leistungen und Kooperation der Reha-Träger verdient Beachtung. Die vorgegebenen Inhalte des Teilhabeplans umschreiben die behördliche und gerichtliche Amtsermittlung (§ 20 SGB X, § 103 SGG),[9] die als Vorarbeit vor jeder Prognoseentscheidung und Ermessensausübung zu leisten ist. Wer den Sachverhalt nicht kennt, kann auch keine rechtssicheren (und gerichtsfesten) Folgeentscheidungen treffen. Ebenso wirken

---

4 BVerfG 08.10.1997 – 1 BvR 9/97 – BVerfGE 96, 288 = NJW 1998, 131.
5 Nußberger in Sachs, Grundgesetz, Kommentar, 8. Aufl. 2018, Art. 3 RdNr. 311.
6 Teilhabebericht der Bundesregierung 2013, BT-Drs. 17/14476, S. 52 f.
7 Gemeinsame Empfehlung „Reha-Prozess" 2014, 2. Aufl. 2019.
8 Vgl. §§ 19 ff. SGB IX.
9 BT-Drs. 18/10523, 53 unter Hinweis auf die Gemeinsame Empfehlung „Reha-Prozess".

sich Koordinierungsmängel regelmäßig auch inhaltlich negativ aus.[10] Bei richtiger („pflichtgemäßer") Anwendung durch die Verwaltung wird hingegen mit dem Teilhabeplan, der selbst noch kein Verwaltungsakt ist, die bestmögliche Verwaltungsentscheidung vorbereitet und in der Folge der gesamte Reha-Prozess bis zum erfolgreichen Ende gesteuert. Die Erbringung von Leistungen wie aus einer Hand wird sicher gestellt. Den leistenden Reha-Träger trifft während der Durchführung der Maßnahme(n) eine Beobachtungspflicht, da der Teilhabeplan während des Verlaufs der Rehabilitation laufend evaluiert und gegebenenfalls angepasst werden muss.

Die Erstellung eines Teilhabeplans liegt im wohlverstandenen Interesse sowohl der Menschen mit Behinderung als auch der Reha-Träger. Die Feststellungen im Plan ergeben die Grundlage der Prognose und der Ermessensausübung, stellen die vom BVerfG geforderte substantiierte Begründung der Bescheide sicher und steuern das Verfahren bis ans Ziel. Der Plan dokumentiert die durchgeführte Amtsermittlung, legt aber gegebenenfalls auch deren Mängel offen und ermöglicht so den behinderten Menschen wirksamen Rechtsschutz (Überprüfung der Prognose und der Ermessensausübung, gegebenenfalls verbesserte Möglichkeiten bei der Selbstbeschaffung von Leistungen). Der „Teilhabeplan als Roadmap zum Reha-Erfolg"[11] ist damit für die Leistungsberechtigten und für die Reha-Träger eine „Win-Win-Konstellation".

Dass alle diese Vorgaben in Zukunft auch aktiv gelebt werden müssen, versteht sich ebenso von selbst, wie sie kein Selbstläufer sein werden. Wie immer bei Neuerungen ist man darauf angewiesen, dass in Verwaltungen und Gerichten die neuen Regelungen angenommen und mit Tatkraft und Zuversicht im Interesse aller umgesetzt werden. Die BAR hat ein wichtige Rolle in der Umsetzungsbegleitung des Bundesteilhabegesetzes eingenommen und ist damit noch lange nicht fertig – auch das ist gut so.

---

10 Luthe, Die Koordinierungsanforderungen des SGB IX bei der Feststellung des Einzelfallbedarfs, Behindertenrecht 2010, 57, 61.
11 Luik, Sozialrecht aktuell, Sonderheft 2011, 11.

Von der Sonderwelt zum selbstbestimmten Leben: Herausforderungen der Eingliederungshilfe von 1947 bis 2027

von Matthias Münning, Vorsitzender Bundesarbeitsgemeinschaft der überörtlichen Träger der Sozialhilfe (BAGüS)

Rehabilitation ist ein weites Feld. In der Alltagssprache verbindet man damit vielleicht einen vorübergehenden kurzen Zeitraum, der der Wiederherstellung der Arbeitskraft dient oder das Thema Drogenrehabilitation und die mangelnde Motivation, diese zu absolvieren: „They tried to make me go to rehab, I said, no, no, no" (Amy Winehouse). Eher entfernt liegt der Gedanke, dass dieser Begriff auch zu tun hat mit Menschen, die für lange Zeit, sehr häufig für die Zeit ihres Lebens geistig oder psychisch so erheblich eingeschränkt sind, dass sie auf dauerhafte Unterstützung angewiesen sind. Der Gesetzgeber formuliert es so: Sie sind wesentlich in ihrer Fähigkeit eingeschränkt, an der Gesellschaft teilzuhaben.

Und doch schreibt die grundlegende Vorschrift der Behindertenrechtskonvention der Vereinten Nationen (UN-BRK) in Artikel 26 „Habilitation und Rehabilitation" im Absatz 1 vor, dass die Vertragsstaaten wirksame und geeignete Maßnahmen treffen, Menschen mit Behinderungen in die Lage zu versetzen, ein Höchstmaß an Unabhängigkeit, umfassende körperliche, geistige, soziale und berufliche Fähigkeiten sowie die volle Einbeziehung und die volle Teilhabe an allen Aspekten des Lebens zu erreichen und zu bewahren. Wie auch bei den anderen Vorschriften der UN-BRK gilt dies für alle Menschen mit Behinderungen, eben auch solche, die erheblich in ihrer Teilhabefähigkeit eingeschränkt sind: Menschen mit schweren geistigen Beeinträchtigungen, Menschen mit schweren psychischen Störungen.

Diese Aufgabe wurde im deutschen Recht spätestens seit Inkrafttreten des Bundessozialhilfegesetzes (BSHG) im Jahre 1962 schlicht als Eingliederungshilfe bezeichnet. Damals noch in deutlicher und oft als diskriminierend empfundener Sprache, die an persönliche Eigenschaften anknüpft: „blind" oder „geistige Kräfte schwach entwickelt". Schon damals, 1962, ausgestattet mit einem Rechtsanspruch: „Hilfe ist zu gewähren". Allerdings, darauf ist hinzuweisen, sie ist nachrangig zu gewähren. Einerseits muss der Hilfebedarf also wesentlich sein, andererseits darf es keinen vorrangigen Leistungsträger geben. Durch diese gesetzliche Regelung entsteht eine merkwürdige, aber dennoch durchdachte

Zuweisung einer Zuständigkeit, Leistungen der Rehabilitation oder doch besser Habilitation zu gewähren. Eingliederungshilfe ist also so etwas wie ein Ausfallbürge, wenn es „besonders dicke kommt" und „jemand helfen" muss.

Das gesamte staatliche Handeln ist mithin ausgerichtet, die Ziele der UN-BRK zu erreichen. Gibt es aber keine gesonderte Zuweisung an einen Handlungsträger, so bleibt immer noch eine Auffangzuständigkeit. Diese ist allerdings eng begrenzt auf Personen, die einen wesentlichen Bedarf haben.

Wie in anderen Bereichen der Hilfe in Notfällen auch ist diese Hilfe zunächst von örtlichen Gemeinschaften angenommen worden. Die Armenfürsorge ist Kern der kommunalen Fürsorge. Schon im 19. Jahrhundert allerdings entwickeln sich regionale Organisationsformen, um die Hilfen zu gewähren. Anders als bei den anderen allgemeinen Lebensrisiken wie Alter, Gesundheit und Arbeitslosigkeit entwuchsen daraus aber keine bundesunmittelbaren Körperschaften. Es bleibt bei einer föderalen, von den Ländern wahrgenommenen Verwaltungsaufgabe. Auf Bundesebene bleibt es ein freiwilliger Zusammenschluss: die „Bundesarbeitsgemeinschaft der überörtlichen Träger der Sozialhilfe und Eingliederungshilfe", kurz BAGüS. Sie ist die Klammer für diesen Reha-Bereich.

Kurz nach dem Krieg im Jahre 1947, dem Jahr, in dem die BAGüS als „Arbeitsgemeinschaft der Landesfürsorgeverbände der vereinigten Westzonen" gegründet wurde, in einer Zeit, in der die Kriegsgräuel noch in unmittelbarer Erinnerung lagen, in der es eine Vielzahl von Kriegsopfern und körperlich sowie seelisch beeinträchtigten Menschen gab, die mit ihren erheblichen Verletzungen am Leben vielleicht mehr schlecht als recht teilnahmen, war noch keine Rede von Rehabilitation. Nur für sehr wenige Menschen gab es Spezialeinrichtungen, genannt Landeskrankenhäuser, die aber durchaus nicht nur der Krankenhilfe, sondern auch der Verwahrung dienten. Sonderwelten, deren Schrecken heute bekannt sind.

2019 ist dies bittere Vergangenheit. Radikale Psychiatriekritik, die Transformation des Anstaltswesens und die Reform der Jugendwohlfahrt haben zu einer Ausprägung verschiedener Hilfeformen geführt. Krankenhäuser für psychisch erkrankte Menschen. Förderschulen für junge Menschen. Werkstätten für Menschen, die nicht oder noch nicht einer sozialversicherungspflichtigen Beschäftigung nachgehen können. Wohngemeinschaften und Heime. Schließlich eine Vielzahl von ambulanten Diensten, die Menschen dabei unterstützen, etwa selbstständig zu wohnen oder einer sozialversicherungspflichtigen Beschäftigung nachgehen zu können.

In den 1960er Jahren wird mit dem Begriff Eingliederungshilfe nur ein sehr kleiner Personenkreis erfasst. 1963 waren es rund 58.000 Menschen in Westdeutschland. Beginnend in den Siebzigerjahren mit der Einführung der

Schulpflicht für alle Kinder sowie der Psychiatriereform erfährt der Personenkreis eine immer größere Ausweitung. Im Jahr 2018 erhalten über 900.000 Menschen Eingliederungshilfe. Und dennoch ist es immer noch ein kleiner Personenkreis, rund ein Prozent der Bevölkerung.

Eingliederungshilfe ist damit faktisch zu einem eigenen Zweig der Rehabilitation heran gewachsen. Klein im Vergleich mit den anderen Rehabilitationsträgern in Deutschland. Groß, wenn man die Aufwendungen betrachtet: Im Jahr 2017 betrugen die Ausgaben 18,7 Milliarden Euro. Das sind 51 Prozent der Gesamtaufwendungen für Rehabilitation und Teilhabe aller Rehabilitationsträger. Der nachrangige Ausfallbürge ist damit Marktführer.

Das Bundesteilhabegesetz zieht daraus die Konsequenz, nimmt die Eingliederungshilfe aus dem Recht der Sozialhilfe heraus und ordnet sie ab Beginn 2020 als eigenständiges Leistungsrecht. In den nächsten acht Jahren wird es gewaltige Herausforderungen geben, um das Ziel des Gesetzgebers anzustreben: „Selbstbestimmtes Leben für alle".

Vom Wächteramt zur Prävention – die Rolle der Integrationsämter/Hauptfürsorgestellen von 1991 bis heute

von Christoph Beyer, Vorsitzender Bundesarbeitsgemeinschaft der Integrationsämter und Hauptfürsorgestellen (BIH)

Ein Beitrag zu einer Festschrift anlässlich des fünfzigjährigen Bestehens der BAR, da lohnt es sich, auf zwei höchstrichterliche Entscheidungen zurückzublicken, die in diese Zeitspanne fallen und beide eine überraschende Aktualität besitzen.

Zuerst genannt sei das Urteil des Bundesverwaltungsgerichts aus dem Jahr 1991, welchem der vorliegende Beitrag seine Überschrift verdankt[1]. Der 5. Senat urteilte noch auf der Grundlage des Schwerbehindertengesetzes (SchwbG), welches 2001 mit Inkrafttreten des Sozialgesetzbuches – Neuntes Buch (SGB IX) als sein Teil 2 in dieses eingefügt wurde[2], das SchwbG sei in erster Linie ein Fürsorgegesetz. Aus dem Fürsorgegedanken leitet der Senat ab, es entspreche dem Grundanliegen des Schwerbehindertengesetzes, dem Schwerbehinderten die Hauptfürsorgestelle[3] zur Seite zu stellen, um die unverzügliche Einleitung der erforderlichen Maßnahmen der nachgehenden Hilfe im Arbeitsleben[4] sicherzustellen. Hieraus ergebe sich ein staatliches Wächteramt der Hauptfürsorgestelle gegenüber dem zuständigen Rehabilitationsträger in den Fällen, in denen der an sich zuständige Rehabilitationsträger die begehrte Leistung aus materiell-rechtlichen Gründen abgelehnt hat. Die umfassende Vorleistungsnorm des § 28 Abs. 5 Satz 1 SchwbG sowie das sich daran notwendig anschließende Erstattungsverfahren nach Satz 2[5] intendiere keine Bevormundung anderer

---

1 BVerwG, Urteil vom 12.9.1991 - 5 C 52/88.
2 Mit Inkrafttreten des BTHG (BGBl. I vom 23.12.2016, S. 3234) ist das SGB IX um einen Teil erweitert worden, der die Leistungen der Träger der Eingliederungshilfe enthält und in diesem Zusammenhang ist der bisherigen Teil 2 zu Teil 3 geworden.
3 Mit Inkrafttreten des SGB IX wurden die Aufgaben der Hauptfürsorgestellen im Bereich Arbeit auf die neu geschaffenen Integrationsämter übertragen.
4 Hieraus wurde die begleitende Hilfe im Arbeitsleben gemäß § 185 Abs. 1 Satz 1 Nr. 3 SGB IX.
5 § 185 Abs. 7 Satz 3 und 4 SGB IX.

Sozialleistungsträger, sondern lediglich deren Kontrolle. Die Hauptfürsorgestelle habe die Entscheidung der Rehabilitationsträger nicht primär zu akzeptieren, sondern zu kontrollieren, um die unverzügliche Einleitung erforderlicher Rehabilitationsmaßnahmen sicherzustellen. Nun hat das SGB IX mit seinem Inkrafttreten den Gedanken der Fürsorge durch den der Teilhabe ersetzt[6] und damit auch begrifflich die Rechtsstellung der Menschen mit Behinderung gestärkt. Damit hat auch der Gedanke des staatlichen Wächteramtes der Hauptfürsorgestellen/Integrationsämter seine Rechtfertigung eingebüßt. Mit der Stärkung der individuellen Rechte des Einzelnen geht konsequenterweise der beschützerische Bedarf durch einen Dritten verloren.

Dass die Vorleistungsmöglichkeit jedoch auch heute ihre Rechtfertigung hat, zeigt die zweite höchstrichterliche Entscheidung, die sogar noch älter ist. Das Bundessozialgericht hat im Jahr 1981 entschieden, zwar seien nach § 11 Abs. 3 Satz 2 SchwbG[7] Arbeitgeber gegenüber Schwerbehinderten verpflichtet, deren Arbeitsplätze mit den erforderlichen technischen Arbeitshilfen auszustatten. Diese Verpflichtung bestehe jedoch im Verhältnis zu den Trägern der Rehabilitation nur subsidiär[8]. Diese Sichtweise gewinnt der 1. Senat zuerst unter Heranziehung der Normen aus dem Schwerbehindertengesetz, namentlich der §§ 27 Abs. 2 und 28 Abs. 4 Satz 2 SchwbG[9]. Darin komme zum Ausdruck, dass das arbeitsrechtliche Schwerbehindertenrecht dem Behinderten lediglich einen zusätzlichen Schutz gewähren soll. Nicht aber sollten sozialversicherungsrechtliche Leistungsansprüche durch arbeitsrechtliche Ansprüche verdrängt werden. Entsprechend der allgemeinen Aufgabenverteilung zwischen Rehabilitationsträgern und Hauptfürsorgestellen beschränke sich die Zuständigkeit letzterer auf die Gewährung nachgehender Hilfen für Schwerbehinderte.

Weder mit Inkrafttreten des SGB IX noch des Bundesteilhabegesetzes (BTHG) hat der Gesetzgeber an dieser Rechtslage etwas geändert. Damit besteht

---

6 Konsequenterweise beinhaltet die Teilhabe auch den Begriff der Teilgabe, denn nicht nur im Arbeitsleben erbringen Menschen mit einer Behinderung einen selbstverständlichen Teil der Leistung eines Betriebes oder einer Dienststelle.
7 § 164 Abs. 4 Satz 1 Nr. 5 SGB IX.
8 BSG, Urteil vom 22.09.1981 - 1 RA 11/80; der zugrundeliegende Sachverhalt aus dem Jahr 1974 und die Diskussion der Zuständigkeiten zwischen Bundesagentur für Arbeit, Deutscher Rentenversicherung, Integrationsamt und Arbeitgeber könnte genau so auch im Jahr 2019 spielen, nur ginge es heute nicht mehr um eine hydraulische Zeichenmaschine als berufsfördernde Leistung bzw. Leistung zur Teilhabe am Arbeitsleben.
9 § 185 Abs. 6 SGB IX.

seine grundsätzliche Entscheidung aus dem Jahr 1974 durch das Gesetz über die Angleichung der Leistungen zur Rehabilitation (RehaAnglG)[10] weiter, wonach sich die Zuständigkeit der Rehabilitationsträger nach dem Grundsatz der Einheitlichkeit des Trägers und des Rehabilitationsverfahrens auch auf die Gewährung nachgehender Leistungen zur Sicherung des Rehabilitationserfolges und damit in den Bereich der nachgehenden Hilfe im Arbeitsleben hinein erstreckt[11]. Der 5. Senat hebt hervor, dass im Bereich, in dem sich die Zuständigkeiten der Rehabilitationsträger mit denen der Hauptfürsorgestellen überschneiden, nach dem Grundsatz der Einheit des Rehabilitationsträgers die Leistungspflicht des Trägers der Verpflichtung der Hauptfürsorgestelle vorgehe[12].

In einem bestimmten Bereich gestärkt hat der Gesetzgeber durch das BTHG jedoch die Rolle der Integrationsämter. Er hat sie zwar nicht zu Rehabilitationsträgern erklärt, was aufgrund der Finanzierung ihrer Leistungen aus Mitteln der Ausgleichsabgabe richtig ist. Er hat sie aber neben den Rehabilitationsträgern in § 3 Abs. 1 SGB IX zur Prävention verpflichtet und damit erstmals mit ihren Leistungen in den Teil 1 aufgenommen. Sind die Leistungen der begleitenden Hilfe im Arbeitsleben systematisch im rehabilitationsrechtlichen Dreischritt von Prävention, Rehabilitation und Rente bei den nachgehenden Leistungen zur Sicherung des Rehabilitationserfolges verortet, wird die Zuständigkeit der Integrationsämter nun in den Bereich zwischen Prävention und Rehabilitation ausgeweitet.

Nun ist der Begriff der Prävention alles andere als klar umrissen und zudem rechtsgebietsabhängig. Im Sozialrecht bedeutet er die Vermeidung von Rehabilitationsbedarf, im Arbeitsrecht die Sicherung des Arbeitsverhältnisses[13] und im Arbeitsschutz die Verhütung von Arbeitsunfällen. Hinzu kommt, dass die sozialrechtliche Prävention nach § 3 Abs. 1 SGB IX ausdrücklich auf die arbeitsrechtliche Arbeitgeberpflicht des betrieblichen Eingliederungsmanagements nach § 167 Abs. 2 SGB IX verweist. Aber letztlich ist dies nur folgerichtig: So wie sich die Fürsorge für den schwerbehinderten Menschen zur Teilhabe gewandelt hat, so wird aus dem Wächteramt der Hauptfürsorgestellen/Integrationsämter die Präventionspflicht im Zusammenspiel mit den Rehabilitationsträgern und

---

10 BGBl. I vom 15.08.1974, S. 1881.
11 Die Rehabilitationsträger, soweit sie Leistungen zur Teilhabe am Arbeitsleben erbringen, und die Integrationsämter haben sich vor diesem Hintergrund auf eine Verwaltungsabsprache verständigt, die derzeit bei der BAR erneut verhandelt wird und unter www.integrationsaemter.de abrufbar ist.
12 Vgl. BVerwG, a. a. O.
13 Vgl. § 167 Abs. 1 SGB IX.

Arbeitgebern. Freilich handelt es sich hierbei nicht um die auf den Einzelnen ausgerichtete Verhaltensprävention, sondern um Verhältnisprävention im Bezug auf den jeweiligen Betrieb beziehungsweise die Dienststelle.

So verstanden ist die Möglichkeit der Vorleistung nach § 185 Abs. 7 Satz 3 SGB IX für die Integrationsämter ein Instrument, um im Konfliktfall mit einem anderen Rehabilitationsträger im Sinne des schwerbehinderten Menschen und seines Arbeitgebers frühzeitig und damit präventiv tätig werden zu können. Dieses Verständnis von Prävention entspricht dem seit dem Schwerbehindertengesetz unveränderten primären Auftrag der Hauptfürsorgestellen/Integrationsämter, darauf hinzuwirken, dass die schwerbehinderten Menschen auf Arbeitsplätzen beschäftigt werden, auf denen sie ihre Fähigkeiten und Kenntnisse voll verwerten und weiterentwickeln können.[14]

---

14 Vgl. § 185 Abs. 2 Satz 2 SGB IX.

Rehabilitation als Säule des Sozialen Entschädigungsrechts – eine Kurzbetrachtung

von Sven Busse, Vorsitzender Gemeinsame Kommission der Länderreferenten und der Bundesarbeitsgemeinschaft der Integrationsämter und Hauptfürsorgestellen (BIH)

Einführung

Der Begriff Rehabilitation ist heutzutage in vieler Munde – und das ist auch gut so. Entspricht rehabilitatives Denken und Handeln doch einem zutiefst humanen Menschenbild, das diejenigen, die in ihrer physischen oder psychischen Integrität beeinträchtigt sind, nicht in ihrem bisherigen Zustand belassen, sondern diesen bessern möchte. Es ist professionsübergreifend anerkannt, dass der ganzheitliche rehabilitative Ansatz Menschen hilft, an Körper und Seele frühzeitiger, schneller und auch nachhaltiger zu gesunden.

Die Bundesarbeitsgemeinschaft für Rehabilitation e. V. mit ihren Mitgliedern und denen, die diese Arbeit gestalten, haben daran, dass dieser Ansatz heute für uns ein selbstverständlicher ist und in der Sache nicht mehr hinterfragt wird, einen großen und wichtigen Anteil. Umso wichtiger ist es, ein Jubiläum wie das des 50-jährigen Bestehens zum Anlass zu nehmen, Rückschau zu halten und die Frage zu betrachten, ob Rehabilitation tatsächlich ein Instrument der neueren Zeit ist.

Hintergrund

Als ein heute bisweilen in Vergessenheit geratenes Beispiel für frühe rehabilitative Ansätze will der nachfolgende Beitrag dies am Beispiel des Soziales Entschädigungsrecht ein wenig fokussieren. Dieser Text soll nicht streng wissenschaftlich oder noch betont fachjuristisch sein, sondern aufzeigen, dass es bereits in früheren Zeiten Ansätze gab, die der Rehabilitation, wie wir sie heute verstehen, erstaunlich nah waren und weiterhin, wie sich diese Ansätze mit geänderten gesellschaftlichen Rahmenbedingungen fortentwickelt haben.

Historische Entwicklung

Der erste Weltkrieg von 1914 bis 1918, der als der erste „moderne"[1] Weltkrieg der Geschichte mit einem bis dahin unbekannten Ausmaß an Zerstörung einherging, stellte neben dem bis heute unvorstellbaren persönlichen Leid, das die Einzelnen durchleben mussten, auch für die gesamte Gesellschaft eine große Herausforderung dar. Durch ein Zusammenwirken vieler Faktoren entstand die Situation, dass im November 1918 im damaligen Deutschen Reich wohl mehr als zwei Millionen Menschen[2] kriegsbeschädigt und damit schwer körperlich und auch oft seelisch beeinträchtigt waren.

Während es bis dahin ein lediglich rudimentäres finanzielles Absicherungssystem für Kriegsfolgen gab, änderte sich dies nach dem Ersten Weltkrieg, indem unter anderem das im April 1920 erlassene Reichsversorgungsgesetz (RVG)[3] in Kraft trat und damit die gesetzlichen Grundlagen für eine Versorgung der vom Kriege Betroffenen darstellten. Dies war insofern eine große und wichtige sozialpolitische Zäsur, als Betroffene im Falle einer sogenannten Dienstbeschädigung bis dahin auf mehr oder weniger freiwillige staatliche Leistungen angewiesen waren.

Neben Geldleistungen gab es aber bereits seit 1919 auch die sogenannten Fürsorgeleistungen, die – allerdings in deutlich weiterentwickelter Art und Weise – bis heute Teil des umfassenden Leistungskatalogs des Sozialen Entschädigungsrechts sind und in denen der Reha-Gedanke bereits deutlich wird. Bereits damals bestand die Erkenntnis, dass allein soziale Absicherung nicht ausreicht, um die Folgen einer kriegsbedingten gesundheitlichen Einschränkung zu kompensieren. Vielmehr wurde bereits bei den Beratungen im Zuge der Schaffung des RVG sehr deutlich, dass die seinerzeit sozial-ethisch genannte Bedeutung der Arbeit nicht vergessen werden dürfe.[4] Deshalb sah das RVG vor, dass Beschädigte Anspruch auf unentgeltliche berufliche Ausbildung zur Wiedergewinnung oder Erhöhung der Erwerbstätigkeit haben[5], was den ausdrücklichen politischen

---

1 Der Begriff des „modernen Krieges" wird vielfach – oft auch populärwissenschaftlich – gebraucht; er muss wohl so verstanden werden, dass die Art und Weise der Kriegsführung der in den Jahren zuvor erfolgten, teils rasanten wissenschaftlichen und technischen Entwicklung entsprach.
2 Es handelt sich um eine geschätzte Anzahl; während der Sanitätsbericht über das Deutsche Heer von 1934 etwa 700.000 angibt, gehen wissenschaftliche Rechenmodelle von bis zu 2,7 Millionen Menschen aus.
3 RGBl. 1920, S. 989.
4 Bericht des Ausschusses für soziale Angelegenheiten, in den Verhandlungen des Reichstages 1919/1920, Bd. 341, Nr. 2422.
5 § 21 Satz 1 RVG.

Auftrag zeigt, Menschen nicht nur finanziell zu unterstützen, sondern auch ihre (Wieder-)Integration in das Berufsleben sicherzustellen. Die Tatsache, dass dies nicht selten gelang, ist sicher unter anderem auch auf die in den 1920er Jahren in vielen Bereichen weiter fortschreitende technische Entwicklung, beispielsweise im Bereich der Prothetik, zurückzuführen[6]. Flächendeckend aber war der Erfolg gemessen an heutigen Maßstäben noch nicht.

Der von Karl Marx stammende Satz, dass sich Geschichte immer zweimal wiederhole, das erste Mal als Tragödie, das zweite Mal als Farce, lässt sich jedenfalls an der Situation, die nach dem Ende des Zweiten Weltkrieges für die Betroffenen bestand, nicht widerlegen. Dieser Krieg mit seinen bis heute unvorstellbaren menschlichen und wirtschaftlichen Auswirkungen stellte eine zynische Potenzierung der Situation nach dem Ersten Weltkrieg dar. Auch hier gab es ein Heer von schwerstbeschädigten Betroffenen, für deren Versorgung es neuer und ihrer Situation angemessener rechtlicher Grundlagen bedurfte. Mit dem im Oktober 1950 in Kraft getretenen Bundesversorgungsgesetz (BVG)[7] wurde im Wesentlichen das Gefüge des RVG beibehalten. Auch das BVG sah – und sieht bis heute – die berufliche Integration als eine der Kernzielstellungen vor.[8] Das nach dem Krieg langsam einsetzende sogenannte Wirtschaftswunder in der Bundesrepublik Deutschland[9] und auch das im Mai 1953 in Kraft getretene Gesetz über die Beschäftigung Schwerbeschädigter[10] verbesserte die Situation der Kriegsbeschädigten sukzessive. Durch den Krieg Erblindete arbeiteten zum Beispiel als Masseure oder Telefonisten, nicht selten und bis in die 1990er Jahre im öffentlichen Dienst. Auch diese positiven Beispiele und Ansätze dürfen nicht darüber hinwegtäuschen, dass es in vielen Fällen eben gerade nicht gelang, Menschen, die schwer von den Folgen des Krieges gezeichnet waren, in den Arbeitsmarkt zu integrieren, was auch der beträchtlichen Anzahl ziviler Opfer geschuldet war.

---

6 Als Beispiel ist eine von Prof. Dr. Ferdinand Sauerbruch konstruierte Armprothese zu nennen, die die Bewegung der verbliebenen Muskulatur im Armstumpf auf die Prothesenteile, insbesondere die Hand, übertrug. Allerdings fanden solche Spezialentwicklungen keine flächendeckende Verbreitung.
7 BGBl. S. 791.
8 Aktuell in § 26 BVG normiert.
9 Die differenziert zu betrachtende Situation in der ehem. DDR muss hier aus Gründen der Begrenzung des Umfangs dieses Beitrages außen vor bleiben.
10 BGBl. I S. 389.

Aktuelle Situation

Es liegt eigentlich in der Natur der Dinge, dass gesetzliche Regelungen, die für einen Personenkreis geschaffen worden sind, der glücklicherweise nicht nachwächst, zusehends an Bedeutung verlieren können.[11] Im Falle der oben kurz dargestellten Leistungen des Sozialen Entschädigungsrecht war dies allerdings nicht der Fall. Seit den 1950er Jahren hat der Bundesgesetzgeber für eine Reihe von Lebenssachverhalten, wie beispielsweise die Versorgung im Dienst beschädigter Soldaten[12], die Entschädigung von Impfgeschädigten[13] und nicht zuletzt die Entschädigung von Gewaltopfern[14], die leistungsrechtlichen Vorschriften des BVG für entsprechend anwendbar erklärt und hiermit das Soziale Entschädigungsrecht in seiner heutigen Form geschaffen.

Menschen, die in Deutschland Opfer eines rechtswidrigen vorsätzlichen tätlichen Angriffs geworden sind, haben nach dem Opferentschädigungsgesetz (OEG)[15] einen Anspruch auf Versorgung durch den Staat. Zu diesen Leistungen zählen auch die oben dargestellten Hilfen zur Wiedereingliederung in den Beruf und ein finanzieller Ausgleich, falls dieses Ziel nicht erreicht werden kann. Hierdurch können beispielsweise junge Gewaltopfer diejenigen beruflichen und finanziellen Hilfen erhalten, die vormals zwar für einen vollkommen anderen Personenkreis gedacht und konzipiert waren, aber auch im heutigen gesellschaftlichen Gefüge von außerordentlicher Bedeutung seien können. Kommt es im Ergebnis doch nicht darauf an, dass – entgegen manchen heutigen politischen Bekundungen – unser Rechtsgefüge modern in zeitlicher Hinsicht, sondern zeitgemäß sein muss. Dann lassen sich auch tradierte inhaltliche Gedanken wie der der Rehabilitation zum Wohle Betroffener einsetzen.

---

11 Als Beispiel kann das heute weitgehend an Bedeutung verlorene Lastenausgleichsgesetz vom 14. August 1952 (BGBl. I S. 446), das die Kompensation von kriegsbedingten Vermögensschäden regelt, herangezogen werden.
12 Soldatenversorgungsgesetz vom 26. Juli 1957, BGBl. I S. 785.
13 Bundesseuchengesetz vom 18. Juli 1961, BGBl. I S. 1012, ber. S.1300, heute Infektionsschutzgesetz vom 20. Juli 2000, BGBl. I S.1045.
14 OEG vom 11. Mai 1976, BGBl. I S 1181.
15 § 1 Abs. 1 OEG.

Rehabilitation und Teilhabe
Meilensteine 1969–2019

- BAR
- Sozialgesetzgebung
- gesellschaftliche Entwicklung

1969
Gründung der BAR
Am 6. Februar 1969 wird die BAR auf Initiative der Sozialpartner als „**gemeinsame Plattform**" der Reha-Träger gegründet, um die Rehabilitation im gegliederten Sozialleistungssystem zu gestalten und sicherzustellen.

Hubertus Stroebel wird Geschäftsführer der BAR

1974
Reha-Angleichungsgesetz (RehaAnglG)
Das **RehaAnglG** strebt eine verbesserte Zusammenarbeit der Reha-Träger sowie ein zügiges und nahtlos ablaufendes Reha-Verfahren an. Das Ziel: Eine bessere Orientierung für Menschen mit Behinderungen im gegliederten System.

Schwerbehindertengesetz (SchwbG)
Das Schwerbeschädigtengesetz aus dem Jahr 1953 wird durch das Gesetz zur Weiterentwicklung des Schwerbeschädigtenrechts vom 24. April 1974 in **Schwerbehindertengesetz** umbenannt und mit Änderungen übertragen.

1975
Psychiatrie-Enquete
Der **Bericht der Psychiatrie-Enquete**, eine vom Bundestag beauftragte Sachverständigenkommission aus allen Bereichen der Psychiatrie, legt schwerwiegende Mängel bei der Versorgung psychisch kranker Menschen offen.

1980
Werkstättenverordnung (WVO)
Die **WVO** definiert, wer Anspruch auf einen Werkstattplatz hat, bestimmt Aufgaben und Ausstattung der Werkstätten, die personelle Ausstattung und die Verwendung der finanziellen Mittel.

1981
Internationales Jahr der Behinderten
Die Generalversammlung der Vereinten Nationen ruft 1981 zum „Internationalen Jahr der Behinderten" aus. Das Motto in Deutschland dazu: **„Einander verstehen – miteinander leben!"** Der erste ehrenamtlich tätige Behindertenbeauftragte der Bundesregierung Hermann Buschfort spricht vor der UN-Vollversammlung.

1984
1. BAR Wegweiser für Ärzte
Die BAR ist Herausgeberin des Fachbuches **„Die Rehabilitation Behinderter – Wegweiser für Ärzte"**, das im Deutschen Ärzteverlag Köln erscheint. Fast 50 Autorinnen und Autoren aus unterschiedlichen Fachdisziplinen haben daran mitgewirkt.

1985
Reha-Info
Der **BAR-Informationsdienst Reha-Info** erscheint das erste Mal und informiert über das aktuelle Rehabilitationsgeschehen. Die Reha-Info wird bis heute von etwa 5.000 Leserinnen und Lesern digital und als PrintVersion abonniert.

1987
1. Bundeskongress für Rehabilitation der BAR
Unter dem Motto **„Rehabilitation – Herausforderung an alle"** findet der erste Bundeskongress der BAR vom 28.-30. April im Karlsruher Kongress und Ausstellungszentrum statt. Mehr als 250 Mitwirkende gestalten drei Plenarveranstaltungen und 39 Arbeitsgruppensitzungen.

1989
Internationales Paralympisches Komitee (IPC)
Das IPC wird in Düsseldorf gegründet und übernimmt seitdem alle vier Jahre die Organisation der weltweit wichtigsten Wettkämpfe für Sportlerinnen und Sportler mit Behinderung, die **Paralympics**.

1991
2. Bundeskongress für Rehabilitation der BAR
Zum Thema **„Rehabilitation – Zukunft 2000"** findet der zweite Bundeskongress vom 23.-25. Oktober im MesseKongressCenter Düsseldorf statt. Mehr als 2.600 Teilnehmende diskutieren in drei Plenarveranstaltungen und 20 Arbeitsgruppen über die zukünftigen Strukturen der Rehabilitation. Über 300 Personen wirken am Kongress mit.

1992
Bernd Steinke wird Geschäftsführer der BAR

1995
Soziale Pflegeversicherung
Mit dem SGB XI wird die Pflegeversicherung als neuer eigenständiger Zweig der Sozialversicherung eingeführt. Zugleich wird der Grundsatz **„Reha vor Pflege"** etabliert.

1999
3. Bundeskongress für Rehabilitation der BAR
„Rehabilitation im Wandel" ist das Motto des dritten Bundeskongresses, der vom 21.-23. April im Congress Centrum Suhl stattfindet. Insgesamt 1.700 Teilnehmende aus allen Bereichen der Rehabilitation, darunter Menschen mit Behinderungen und ihre Organisationen, aber auch internationale Fachleute beteiligen sich an den Diskussionen. Die Deutsche Bahn AG und die Stadt Suhl gestalten zu diesem Anlass den Suhler Bahnhof barrierefrei.

Deutscher Behindertenrat (DBR)
Der DBR wird als **Aktionsbündnis von Verbänden chronisch kranker und behinderter Menschen** in Deutschland gegründet. Zu seinen Aufgaben zählen: Sicherstellung der finanziellen Rahmenbedingungen für die Lebensgestaltung betroffener Menschen, Verbesserung notwendiger Dienste und Selbsthilfestrukturen, Abbau von Benachteiligungen und Diskriminierungen sowie Förderung der Teilhabe am gesellschaftlichen Leben.

2000
GKV-Gesundheitsreformgesetz
Durch das GKV-Gesundheitsreformgesetz werden **Gesundheitsförderung, Prävention und Rehabilitation** gestärkt, insbesondere die Förderung von Selbsthilfegruppen und Patientenberatungsstellen sowie Leistungsverbesserungen in der Rehabilitation der GKV.

2001
Neuntes Buch Sozialgesetzbuch (SGB IX)
Mit dem **SGB IX**, das v.a. das vormalige SchwbG und das RehaAnglG ablöst, wird erstmals ein Gesetz geschaffen, das für alle Reha-Träger einheitlich geltende Rechtsvorschriften zur Rehabilitation und Teilhabe behinderter Menschen enthält. Die Sozial- und Jugendhilfeträger werden in den Kreis der Reha-Träger aufgenommen.

2002
Behindertengleichstellungsgesetz (BGG)
Das BGG regelt die **Gleichstellung von Menschen mit Behinderungen** im Bereich des öffentlichen Rechts (soweit der Bund zuständig ist) und ist ein wichtiger Teil der Umsetzung des Benachteiligungsverbotes aus Art. 3 Abs. 3 S. 2 Grundgesetz.

2005
Neue Begrifflichkeit
Der Begriff **„Menschen mit Behinderungen"** ersetzt mehr und mehr den Begriff „Behinderte". Während der Begriff „Behinderte" Menschen auf ihre Behinderung reduziert, rückt die Formulierung „Menschen mit Behinderungen" den Menschen in den Mittelpunkt.

2006
Allgemeines Gleichbehandlunggesetz (AGG)
Das AGG wird umgangssprachlich auch „**Antidiskriminierungsgesetz**" genannt. Das AGG ist das einheitliche zentrale Regelungswerk in Deutschland zur Umsetzung von vier europäischen Antidiskriminierungsrichtlinien, die seit dem Jahr 2000 erlassen wurden.

Prof. Bernd Petri wird Geschäftsführer der BAR

Verabschiedung UN-Behindertenrechtskonvention (UN-BRK)
Zur vollen, wirksamen und gleichberechtigten Teilhabe von Menschen mit Behinderungen (**„Inklusion als Menschenrecht"**) sieht die UN-BRK insbesondere angemessene Vorkehrungen als spezifische, auf den Einzelfall bezogene Maßnahmen vor, z. B. die Feststellung und Beseitigung von Zugangshindernissen und -barrieren. Als Völkerrecht im Rang einfachen Bundesrechts hat die UN-BRK unmittelbare Rechtswirkungen auch in Deutschland. Umsetzungen erfolgen im Rahmen des Nationalen Aktionsplanes (NAP) der Bundesregierung und von Aktionsplänen der Landesregierungen sowie der Reha-Träger (z. B. DRV, DGUV).

2007
4. Bundeskongress für Rehabilitation der BAR
Unter dem Motto **„Von der Rehabilitation zur Teilhabe – Zielperspektiven und zukünftige Entwicklungsmöglichkeiten"** findet der vierte Bundeskongress vom 7.-8. November im CongressCenter der Messe Nürnberg statt. Mehr als 800 Teilnehmende diskutierten in drei großen Plenarveranstaltungen und 14 Workshops über die aktuellen Weiterentwicklungserfordernisse in der Rehabilitation und Teilhabe für Menschen mit Behinderungen.

2008
BAR-Vereinsgründung
Die BAR wird ein rechtsfähiger **eingetragener Verein** und hat nun Arbeitgeberfunktion.

2012
Prof. Dr. Helga Seel wird Geschäftsführerin der BAR

2013
Kamingespräch BAR-RehaDialog
Seit 2013 treffen sich Spitzenvertreterinnen und -vertreter der BAR-Mitglieder einmal im Jahr zum „Kamingespräch BAR-RehaDialog". Hier werden **aktuelle Fragen** sowie **fachpolitische Themen** auf Spitzenebene erörtert.

2014

BAR-Fachgespräch (A trifft B)
Die BAR startet mit einer neuen jährlichen Veranstaltungsreihe. Das erste BAR-Fachgespräch unter dem Titel **„Sozialversicherung meets Sozialhilfe – Gemeinsam auf dem Weg zur Teilhabe"** findet vom 6.-7. Februar in Münster statt.

Bundesbehindertenbeauftragte mit Handicap
Die blinde Sportlerin **Verena Bentele** wird die erste Beauftragte der Bundesregierung für die Belange von Menschen mit Behinderungen in Deutschland, die ein eigenes Handicap hat.

2016

Verabschiedung Bundesteilhabegesetz (BTHG)
Mit dem BTHG wird das SGB IX neu gestaltet, u. a. wird im neuen Teil 2 das Recht der Eingliederungshilfe aufgenommen. Weitere Neuerungen sind die **Stärkung der Kooperation** der Leistungsträger und **Koordinierung der Leistungen zur Rehabilitation und Teilhabe**. Zudem soll das Verfahren der Bedarfsermittlung, der Zuständigkeitsklärung und der Teilhabeplanung vereinheitlicht werden, so dass Leistungen „wie aus einer Hand" erfolgen können. Die Änderungen sollen stufenweise bis zum 1. Januar 2023 in Kraft treten.

2018

Neue Aufbauorganisation der BAR-Geschäftsstelle
Die BAR-Geschäftsstelle hat sich weiterentwickelt und passt ihre Aufbauorganisation an. Zum 1. Januar 2018 erfolgt die **Einrichtung von Fachbereichen und Teams**.

Neues Fachbuch für Ärzte und andere Gesundheitsberufe
Die BAR veröffentlicht das Fachbuch **„Rehabilitation – Vom Antrag bis zur Nachsorge – für Ärzte, Psychologische Psychotherapeuten und andere Gesundheitsberufe"** im Springer-Verlag Berlin. Mehr als 100 Autorinnen und Autoren haben mitgewirkt.

2019

BAR Sachverständigenrat Partizipation
In seiner **100. Sitzung** wird der Sachverständigenrat Behindertenverbände um Selbsthilfeorganisationen und Selbsthilfeverbände erweitert und in BAR Sachverständigenrat Partizipation umbenannt.

Aufgaben der Rehabilitationsträger und der BAR

Trägerübergreifende Zusammenarbeit nach dem Bundesteilhabegesetz – ein Zwischenstand aus Sicht des BMAS

von Dr. Rolf Schmachtenberg, Staatssekretär im Bundesministerium für Arbeit und Soziales (BMAS)

Zum 50-jährigen Bestehen der Bundesarbeitsgemeinschaft für Rehabilitation e.V. (BAR) im Jahr 2019 ist ein „aktueller Blick" auf das Bundesteilhabegesetz (BTHG) beinahe ein Anachronismus. Doch ist das BTHG mit seinem konsequenten Ansatz der Personenzentrierung ein Paradigmenwechsel. Damit ist es ein wichtiger Impulsgeber, auch der trägerübergreifenden Zusammenarbeit.

Das Gesetzgebungsverfahren zum BTHG ist bereits Ende 2016 mit der Veröffentlichung im Bundesgesetzblatt abgeschlossen worden. Mit Inkrafttreten zum 1. Januar 2018 entwickelte es unter anderem den Teil 1 des SGB IX – also das Reha-Verfahrensrecht – innerhalb der bestehenden Logik weiter. Die trägerübergreifende Zusammenarbeit im Recht der Rehabilitation war schon seit 2001 im SGB IX geregelt; das BTHG erschließt einen Übergang in neue Modalitäten dieser Zusammenarbeit. Das Grundprinzip der Leistungsgewährung „wie aus einer Hand" in einem stark aufgegliederten System sozialer Sicherung war ebenfalls seit 2001 gültig. Es wurde nicht zuletzt durch eine über Jahre hinweg klare Linie in der Rechtsprechung des Bundessozialgerichts zweifelsfrei zum Maßstab rechtmäßigen Verwaltungshandelns.

Warum wird dennoch in der Verwaltungspraxis, in der Wissenschaft und im politischen Diskurs lebhaft auf das BTHG verwiesen, wenn es um Leistungskoordinierung in der Rehabilitation geht?

Mehr Transparenz für alle – Teilhabeverfahrensbericht nach § 41 SGB IX

Der Blick über den Gartenzaun hinweg erleichtert das Verständnis und das Miteinander in Angelegenheiten, die alle Nachbarn betreffen. Eine vollständige Bestandsaufnahme über das Reha-Geschehen in Deutschland war bislang kaum möglich. Zu den wenigen verfügbaren trägerübergreifenden Indikatoren zählten die stetig steigende Fallzahlen- und Ausgabenentwicklung in der Eingliederungshilfe, die Reha-Gesamtausgabenstatistik der BAR und die aus der

Rechtsprechung der Sozialgerichte bekannten typischen Zuständigkeitskonflikte in allen Leistungsbereichen des SGB IX. Diese für sich genommen aufschlussreichen, aber zugleich lückenhaften Anhaltspunkte prägen bisher das Erscheinungsbild der Rehabilitation.

Mit dem Teilhabeverfahrensbericht soll sich der Blick auf das richten, was sich hinter dieser Kulisse verbirgt. Durch die Erfassung der Anzahl der Anträge, der Verfahrensdauer sowie der Anzahl von Bewilligungen, Ablehnungen und Rechtsbehelfen schafft der Teilhabeverfahrensbericht einen Überblick über einen Bereich der sozialen Sicherung, der alle staatlichen Ebenen (Sozialversicherung, Bund, Länder und Kommunen) einbindet. Tatsächlich scheint es so, dass hier mit dem BTHG der Weg zu einer neuen Diskurs- und Denkweise eröffnet wird, weil die adressierten Akteure kraft gesetzlichen Auftrags nach einer gemeinsamen Interpretationsgrundlage suchen können und sollen.

Innerhalb dieser Zielsetzung ist es konsequent, dass die BAR auf Grundlage von § 41 SGB IX den gesetzlichen Auftrag erhalten hat, diese gemeinsame Statistik zu erstellen. Die BAR ist in ihrer Rolle als neutrale und fachlich auch in schwierigsten Fragestellungen versierte Plattform unbestritten. Sie kann der Forderung des Gesetzgebers nach einer unvoreingenommenen trägerübergreifenden Berichtslegung besser gerecht werden.

Wichtige Initiativen der Rehabilitationsträger im „BTHG-freien Raum"

Neue Überlegungen und Projekte der Rehabilitationsträger werden oft in einen engen Zusammenhang mit dem BTHG gestellt. Aber bei genauer Betrachtung wird schnell deutlich, dass im Zuge der Weiterentwicklung der Verwaltungspraxis mittlerweile ein eigenständiger Modernisierungsprozess begonnen hat.

Der gesetzliche Auftrag, seit Inkrafttreten des BTHG mit Beteiligung der Antragsteller einen trägerübergreifenden Teilhabeplan zu erstellen und gemeinsame Teilhabeplankonferenzen durchzuführen, setzt notwendigerweise vorgelagerte Absprachen voraus. Anderenfalls wäre es schlicht unmöglich, fristgerecht über Anträge zu entscheiden, die in die Zuständigkeit mehrerer Träger fallen.

Seit Juni 2019 gibt es ein gemeinsames Online-Verzeichnis aller Ansprechstellen der Rehabilitationsträger (www.ansprechstellen.de), das gleichermaßen für Behörden, Antragsteller und Arbeitgeber als ein zeitgemäßes Informationsangebot bei der Suche nach Ansprechpartnern zur Verfügung steht. Nicht etwa gesetzliche Regelungen verlangen nach diesem Online-Verzeichnis, sondern das faktische Bedürfnis, einen Reha-Prozess zügig in Gang setzen und abstimmen zu können. Als positiver Impulsgeber fungiert hierbei sicherlich auch der Beratungsatlas der Ergänzenden Unabhängigen Teilhabeberatung (www.teilhabeberatung.de), der mithilfe von Postleitzahlen und Themenfeldern zur passenden Beratungsstelle hinführen soll.

Auch die jüngst veröffentlichte Arbeitshilfe der BAR zum Sozialdatenschutz im trägerübergreifenden Reha-Prozess ist eine Antwort auf das stärker werdende Interesse der Rehabilitationsträger, schneller und zielgenauer miteinander bei der Antragsbearbeitung kommunizieren zu können. An dieser Stelle wird besonders gut erkennbar, dass die aktuellen Fragen des Reha-Prozesses aus dem BTHG-Zeitalter herausgewachsen sind. Rechtssichere und praktikable Verfahrensweisen des Datenaustausches sind keine Besonderheit des BTHG, sondern eine notwendige Antwort auf die Herausforderungen der EU-Datenschutzgrundverordnung und die Möglichkeiten der Digitalisierung.

Ausblick – Welche Herausforderungen kommen nach dem BTHG?

Für einen einzigen Reha-Antrag müssen oft zwei, drei oder sogar mehr Behörden eng verzahnt miteinander zusammenarbeiten. Dabei ist sofort erkennbar, welche Chancen sich bieten: Der Trend zur Digitalisierung kann von den Rehabilitationsträgern genutzt werden, um in den bestehenden Verwaltungsabläufen schon jetzt nach Gemeinsamkeiten zu suchen. Mit dem Onlinezugangsgesetz (OZG) haben sich Bund und Länder auf die Einrichtung von Verwaltungsportalen geeinigt, um einen barriere- und medienbruchfreien Zugang zu Verwaltungsleistungen elektronisch anzubieten. Durch das OZG werden alle Behörden verpflichtet, ihre Verwaltungsportale nach einheitlichen Vorgaben zu vernetzen. Wenn Reha-Anträge der Bürgerinnen und Bürger online bearbeitet werden sollen, dann müssen jetzt die Voraussetzungen dafür geschaffen werden, indem zum Beispiel Behördenformulare möglichst vergleichbar ausgestaltet werden. Gerade wegen der starken Vernetzung der Behörden im Reha-Prozess ist hier der Handlungsdruck in Richtung Digitalisierung besonders hoch. Zugleich kann ein Beitrag zum Abbau von Barrieren im Behördenzugang geleistet werden.

Anlässlich des 50jährigen Bestehens der BAR ist die Umsetzung des BTHG sicherlich ein bedeutsames Arbeitsfeld, das die trägerübergreifende Bedeutung der BAR bei der Anpassung an veränderte gesetzliche Rahmenbedingungen, wie zum Beispiel beim Teilhabeverfahrensbericht, unterstreicht. Aber der Blick auf die aktuellen Projekte zeigt, dass die BAR bereits neue Herausforderungen des Reha-Prozesses aufgegriffen hat und dafür auch die richtige Plattform bleiben wird.

Verbesserung der Reha-Prozesse im gegliederten Sozialleistungssystem

von Dr. Volker Hansen, Abteilungsleiter Soziale Sicherung, Bundesvereinigung der Deutschen Arbeitgeberverbände (BDA)

Erfolgreiche Rehabilitation leistet einen wertvollen Beitrag zum Erhalt und zur Wiederherstellung der Beschäftigungsfähigkeit von oft dringend benötigten Arbeits- und Fachkräften. Deshalb ist Rehabilitation für Arbeitgeber von großer Bedeutung. Die durch Arbeitsunfähigkeit entstehenden volkswirtschaftlichen Kosten sind gewaltig. Allein die unmittelbaren Kosten durch Entgeltfortzahlung im Krankheitsfall, Krankengeld und Invaliditätsrenten beliefen sich dem Bundesgesundheitsministerium zufolge im Jahr 2017 auf mehr als 85 Milliarden Euro. Für 2016 errechnete die Bundesanstalt für Arbeitsschutz und Arbeitsmedizin eine durch Arbeitsunfähigkeit ausgefallene Bruttowertschöpfung von insgesamt 133 Milliarden Euro.

Erfolgreiche Rehabilitation durch die Sozialleistungsträger trägt dazu bei, diesen volkswirtschaftlichen Schaden zu begrenzen und bildet die notwendige Ergänzung zum Engagement der Betriebe zur Gesundheitsförderung und zur Wiedereingliederung erkrankter Beschäftigter. Reha-Maßnahmen sind aber auch entscheidend, um berufliche und gesellschaftliche Teilhabe sowie Lebensqualität für den Einzelnen zu ermöglichen. Der Erhalt der persönlichen Autonomie, die Sicherstellung der Selbstversorgungsfähigkeit, die Wiederherstellung, Verbesserung und der Erhalt der vollen oder zumindest teilweisen Leistungs- beziehungsweise Erwerbsfähigkeit sind für die Rehabilitanden im ureigenen Interesse.

Erfolgreiche Reha-Maßnahmen tragen zudem zur Funktionsfähigkeit der Sozialversicherungssysteme bei, wenn dadurch die Zahl der Transferempfänger verringert wird und gleichzeitig Beitragszahler der Sozialversicherung erhalten bleiben. Die Durchführung von Reha-Maßnahmen muss sich an ihren gesetzlichen Zielen messen lassen. Hierzu gehört insbesondere auch eine Integration in den Arbeitsmarkt.

Die jährlichen Aufwendungen für alle Bereiche der Rehabilitation liegen inzwischen bei fast 40 Milliarden Euro. Schon wegen des damit verbundenen hohen Finanzierungsaufwands für die Beitrags- und Steuerzahler muss auch im Bereich der Rehabilitation auf Wirtschaftlichkeit geachtet werden. Im internationalen Vergleich ist das Reha-System in Deutschland hervorragend. Dennoch sind Fortschritte möglich und notwendig. Die Reformansätze des Bundesteilhabegesetzes zur Weiterentwicklung des Rehabilitations- und Teilhaberechts, das stufenweise von 2017 bis 2023 in Kraft tritt, sind grundsätzlich richtig. Allerdings sind insbesondere auch auf der untergesetzlichen Ebene weitere Verbesserungen im Bereich der Rehabilitation erforderlich.

Aus Arbeitgebersicht kommt es dabei vor allem darauf an,

1. den Reha-Bedarf frühzeitiger zu erkennen und eine zeitnahe Versorgung sicherzustellen,
2. die Rehabilitation nach den Grundsätzen von Wirkung und Wirtschaftlichkeit auszurichten,
3. die Schnittstellenprobleme zu lösen, die trägerübergreifende Zusammenarbeit weiter zu verbessern,
4. Transparenz über den Reha-Prozess zu schaffen, den Teilhabeverfahrensbericht aussagekräftig zu gestalten,
5. trägerübergreifende Ansprechpartner zu schaffen,
6. die medizinische und berufliche Rehabilitation bestmöglich aufeinander abzustimmen,
7. die Rehabilitation für SGB II-Leistungsbezieher zu verbessern,
8. den Grundsatz ambulant vor stationär konsequent umzusetzen,
9. die Angebote der Berufsförderungswerke noch betriebsnäher auszugestalten,
10. die Wirtschaftlichkeit von trägereigenen Reha-Einrichtungen sicherzustellen.

Zur Überwindung der – trotz aller bisher erreichten Verbesserungen – immer noch bestehenden großen Schnittstellenprobleme im Rehabilitationsbereich müssen die Träger der Rehabilitation optimal zusammenarbeiten und relevante Informationen untereinander austauschen. Nur dann ist ein gegliedertes Rehabilitations- und Sozialleistungssystem, in dem je nach Lebenslage unterschiedliche und zum Teil auch mehrere Leistungsträger gleichzeitig zuständig sind, im Sinne der Betroffenen zu rechtfertigen. Der mit dem Bundesteilhabegesetz eingeleitete Weg der verbesserten Zusammenarbeit zwischen den Reha-Trägern muss daher konsequent in der Praxis umgesetzt werden.

Notwendig ist zudem, dass alle Sozialleistungsträger der Bedeutung der trägerübergreifenden Zusammenarbeit hinreichend Rechnung tragen und tatkräftig und engagiert auf der Ebene der Bundesarbeitsgemeinschaft für Rehabilitation (BAR) mitarbeiten. Auch diejenigen Träger, die sich bisher nur punktuell auf Ebene der BAR beteiligen, müssen sich da, wo es erforderlich ist, aktiver in die Arbeit der BAR einbringen. Dazu gehört auch, dass die Träger der Eingliederungshilfe in der BAR aktiv mitarbeiten und in die gemeinsamen Empfehlungen der BAR miteinbezogen werden. Für eine bessere Zusammenarbeit der Reha-Träger wären auch gemeinsame Schulungen der Beschäftigten der Reha-Träger der einzelnen Sozialversicherungszweige sinnvoll. So könnte ein trägerübergreifendes Verständnis von Rehabilitation entwickelt werden.

Durch Wände gehen? Bewegungsmuster im Teilhabesystem

von Bernd Giraud, Fachbereichsleiter Programme und Produkte, Bundesarbeitsgemeinschaft für Rehabilitation e. V. (BAR)

Durch Wände gehen ist nicht möglich[1]. Was ist stattdessen möglich, wenn in einem ausdifferenzierten Sozialleistungssystem Bewegung und Verbesserung nicht nur als Simulation erlebt werden soll? In welches Verhältnis sind die unterschiedlichen, für sich berechtigten Interessen, Logiken, Rationalitäten zu bringen?

Die Arbeit der BAR findet unter komplexen Rahmenbedingungen statt. Umso erstaunlicher ist dagegen, wie einfach und eindeutig sich ihr satzungsgemäßer und gesetzlicher Auftrag zusammenfassen lässt: Die Zusammenarbeit der Leistungsträger fördern (Systementwicklung), um die Teilhabe von Menschen mit Behinderung zu verbessern (Teilhabeproduktion).

Ein Blick in die Werkstatt soll einen Eindruck vermitteln, welche Bewegungsmuster es gibt, um diesen Auftrag zu erfüllen, ohne durch Wände zu gehen oder auf dem Holzweg zu sein[2]. Welche Ersatzkonstrukte führen dabei zu welchen Effekten und wie erhöht sich die Wahrscheinlichkeit anspruchsvoller Ergebnisse? Vorab ist es ratsam, Beharrungsmuster auszuschließen:

1. Rückschritte

Das Ergebnis eines Aushandlungsprozesses bleibt hinter dem zurück, was jeder Beteiligte für sich bereits akzeptiert hat. Insbesondere bei Wettbewerbsthemen können trägerübergreifende Projekte wie zum Betrieblichen Eingliederungsmanagement (BEM) und zur Beschäftigungsfähigkeit solche Tendenzen beinhalten.

2. Formelkompromisse

Sie finden sich oft in Vereinbarungen, die verdecken, dass es kaum Verhandlungsergebnisse gibt. Sie wahren die Form und lassen Regelungsbedarfe

---

1 Inspirierend hierzu: Über moderne Formen der Kriegführung: Weizman, Eyal: Sperrzonen. Hamburg: Edition Nautilus, 2009.
2 Vgl. zur Begriffsverwendung auch: Heidegger, Martin: Holzwege. Frankfurt am Main: Vittorio Klostermann, 1950.

unaufgeräumt zurück. Die erste Generation der Gemeinsamen Empfehlungen (GE) war davon mitbestimmt.
3. Bestätigung des Status quo
Diese Muster führen dazu, dass wiedergegeben wird, was schon bekannt ist. Insbesondere das Berichtswesen über GEs und Gemeinsamen Servicestelle ist/war davon mitgeprägt.
4. Umetikettierung
Bereits vorliegende Ergebnisse werden ohne notwendige Anpassungen an den trägerübergreifenden Kontext unter neuer Überschrift veröffentlicht. Dies kann bei Aufgabenüberlagerungen in der Selbsthilfe, Prävention und Qualitätssicherung Auswirkungen haben.
5. Konzepte ohne Umsetzung, Projekte ohne Linie
In einem Projekt wird intensiv beraten, in der konzeptionellen Entwicklung werden gute Kompromisse gefunden und den Ergebnissen wird zugestimmt. Und das war es dann (zunächst). Dies zeigte sich bei Serviceangeboten mit trägerübergreifendem Wissen für Reha-Berater und bei den Themen Wirksamkeit und Wirtschaftlichkeit.

Zu welchen Langzeitwirkungen solche Bewegungsmängel führen können, ist von vielen Faktoren und ihren Wechselwirkungen abhängig. Dass ungelöste Aufgabenstellungen in neuer Form wiederkommen können, lässt sich an den Veränderungen in der Beratungslandschaft durch das Bundesteilhabegesetz (BTHG) festmachen. In der Summe wird dies aus der Abschaffung der Gemeinsamen Servicestellen, der Etablierung der Ergänzenden unabhängigen Teilhabeberatung (EUTB) und der Einführung von trägerspezifischen Ansprechstellen für Rehabilitation und Teilhabe (mit Online-Verzeichnis der BAR) deutlich. Wie diese Veränderungen zusammenhängen, ist bereits als Frage nach Absichten, Ursachen, Wirkungen und Ergebnissen im Reha-System komplex. Umso mehr braucht es Antworten der Leistungsträger (plus Selbstverwaltung) zum Selbstverständnis ihren bürger-/arbeitgeberfreundlichen Beratungsangebote.

Auch das Persönliche Budget ist wegen seiner sozialpolitischen Aufladung und seinem Laborcharakter für trägerübergreifende Zusammenarbeit von Bedeutung. Denn die im SGB IX zunächst nur dort hinterlegten Verfahrensregelungen eines „Beauftragten" kehren mit dem BTHG und dem „Leistenden Träger" als verallgemeinerter Koordinierungsmechanismus bei trägerübergreifenden Fallkonstellationen in die Sachleistung ein. Der Gesetzgeber hat also mit dieser Figur ein strukturbildendes Element für den Reha-Prozess in einem gegliederten Sozialleistungssystem geschaffen.

Nunmehr kann das neujustierte Reha-System unter Beweis stellen, dass Menschen mit komplexen Bedarfen besser teilhaben und Leistungen wirksamer und wirtschaftlicher erbracht werden. Die wesentlichen trägerübergreifenden Grundlagen dafür sind die Neuregelungen zur Zusammenarbeit im SGB IX und die Verabredungen in der Gemeinsamen Empfehlung „Reha-Prozess". In der Summe wird deutlich, dass es bei der Systemoptimierung und Teilhabeproduktion um mehr geht, als um den formal korrekten Umgang mit Anträgen. Mangelnde Bewegung würde daher vermutlich zu Druckstellen im System führen, die weiteren Handlungsbedarf auslösen. Dies zeigt bereits die Wiederkehr von Begriffen wie „Personenzentrierung" und „Individualisierung" an, die als „Stachel im Fleisch" gegen zu viel Selbstzweck im System wirken[3].

Jenseits solcher Beharrungsmuster und deren Spätfolgen erweisen sich folgende Bewegungsmuster als vielversprechend für eine Systemoptimierung:

1. Gesellschaftlichen und politischen Handlungsdruck aufgreifen
   Die Behindertenrechtskonvention der Vereinten Nationen (UN-BRK) und das SGB IX stehen auf (inter-)nationaler Ebene für politische Handlungsbedarfe. Gesellschaftliche Entwicklungen lassen sich mit den Stichworten Digitalisierung, demografischer Wandel, Verlängerung der Lebensarbeitszeit, Fachkräftemangel und mit dem Kampf für eine freie und inklusive Gesellschaft beschreiben. Auswirkungen lassen sich bis auf die Ebene konkreter Themen wie den BEM-Kompass, die stufenweise Wiedereingliederung, die Arbeitsplatzgestaltung durch Technik und die Barrierefreiheit nachweisen.
2. Interessen der BAR-Mitglieder zentral stellen
   Eine umfassende Ausrichtung an den Interessen der Mitglieder ist entscheidend, um Ziele zu erreichen. Die Orientierungsrahmen von 2010 bis 2018 und das Schwerpunktprogramm 2019 bis 2021 spiegeln dies wider. Neben einer zunehmenden Professionalisierung stehen sie für eine veränderte Funktion der BAR für ihre Mitglieder. Früher mitgeprägt von Aspekten der Legitimation und des Arbeitsnachweises, finden sich dort Gestaltungsaufträge und Zukunftsthemen der Rehabilitation wieder.
3. Gestaltungsmöglichkeiten der Selbstverwaltung nutzen
   Ihre Klammerfunktion wirkt über trägerspezifische Aspekte hinaus als „Generalauftrag" für die gesamte Sozialversicherung und deren Zusammenwirken mit der steuerfinanzierten Eingliederungshilfe. Bereits beim BTHG

---

3 Interessant dazu: Interview mit Jürgen Habermas zum Unbehagen in einer unversöhnten Moderne: Habermas, Jürgen: Die neue Unübersichtlichkeit. Frankfurt: Suhrkamp Verlag Frankfurt, 1985.

bewährt, nützt dies auch bei konkreten Themen wie den Verfahrensgrundsätzen für GEs und beim Grundantrag für Teilhabeleistungen.
4. Zeichen der Zeit erkennen
Wann immer neue Themen anstehen, ist die Bewegungsfreiheit groß. Das galt für die Entwicklung eines neurologischen Phasenmodells, für Angebotsstrukturen der ambulanten medizinischen Rehabilitation sowie beim Persönlichen Budget und bei der Nutzung des bio-psycho-sozialen Modells (International Classification of Functioning, Disability and Health – ICF) in Deutschland. Auch die Vorarbeiten für das BTHG sind hier einzuordnen, einschließlich neuer Optionen in Sachen Datenschutz. Überfällig sind Entwicklungen moderner Kommunikationsformen (Soziale Medien) und in der Weiterbildung (Webinare, E-Learning), beim trägerübergreifenden Fallmanagement und für Empfehlungen zur stationären medizinischen Rehabilitation.
5. Menschen mit Behinderung partizipieren
Die Beteiligung von Experten in eigener Sache führt zu besseren Ergebnissen. Über Aspekte der Legitimation hinaus stellen sie ein eigenes Qualitätsmerkmal dar (Trägerübergreifende Beratungsstandards, Weiterbildung). Manch „professioneller" Rettungsversuch erübrigt sich[4].
6. Konkret werden
Die Rahmenvereinbarung Rehabilitationssport und Funktionstraining enthält konkrete Regelungen zur inhaltlichen, personellen und räumlichen Ausgestaltung der Leistungen. Trägerspezifische Vergütungsvereinbarungen knüpfen daran an. Bei der Zertifizierung stationärer medizinischer Reha-Einrichtungen wurden bei der BAR gemeinsame Vorgaben abgestimmt. Noch nicht auf der Tagesordnung steht eine GE „Verträge mit Leistungserbringern".
7. Praktiker beteiligen
Konzepte und Vereinbarungen gewinnen an Akzeptanz und Qualität, wenn Praktiker ihre Erfahrungen einbringen. Seien es Fachgespräche, Praxisdialoge, regionale Vernetzungsangebote oder Arbeitshilfen: Die Ergebnisse werden besser und die Nutzer werden erreicht. Auch die Instrumente für die Umsetzung des BTHG und der GE Reha-Prozess werden Praxistests unterzogen. Dies gilt für das Ansprechstellenverzeichnis, den Fristenrechner und den Zuständigkeitsnavigator.

---

4 Vgl.: Über Rettungen ohne Untergänge: Blumenberg, Hans: Die Sorge geht über den Fluß. Frankfurt am Main: Suhrkamp, 1987.

8. Transparenz herstellen[5]
   Eng verbunden mit dem Teilhabeverfahrensbericht (THVB) ist die Absicht, mehr Transparenz im Leistungsgeschehen zu erreichen. Auch die Ausgabenstatistiken über Reha-Leistungen bieten einen Einblick in die Entwicklung der Träger-/Leistungsbereiche. Zahlen, Daten, Fakten und deren Einordnung werden für Nachsteuerungen im System gebraucht, auch wenn es um Modellprojekte nach § 11 SGB IX nach der Modellphase geht.
9. Überzeugt sein und überzeugen
   Nicht zu unterschätzen ist die Wirksamkeit von klaren Überzeugungen und die Fähigkeit, wichtige Akteure zu überzeugen. Denn es sind immer Personen, die sich für Themen engagieren und andere motivieren, dies ebenfalls zu tun. Zu nennen ist das Engagement für Personengruppen wie Kinder/Jugendliche, Menschen mit Querschnittlähmung oder Trauma-Patienten und für Angebote wie Integrationsfachdienste, Unterstützte Beschäftigung oder die Rehabilitation psychisch kranker Menschen.
10. Kontinuität und Nachhaltigkeit sichern
    Schnelle Erfolge sind in der Verbandsarbeit die Ausnahme. Viele Themen nehmen einen langen Weg, die Beweislast hat oft der Veränderer[6]. Echte Erfolge zeigen sich meist auf der Langstrecke:
    – im Verfahren durch Verankern partizipativer Elemente
    – bei Produkten durch mehr Substanz in GEs
    – bei der Verwertung von Ergebnissen in der Praxis
    – im Bewusstsein der Akteure durch eine inklusive und ressourcenorientierte Haltung, wenn es um Menschen mit Beeinträchtigungen geht.

Es war und ist zu beweisen: Werden Beharrungsmuster vermieden, führt Bewegung zu Fortschritt. Dann stehen Türen offen und durch Wände gehen ist gar nicht notwendig.

---

5 Vgl. Han, Byung-Chul: Transparenzgesellschaft. Berlin: Matthes & Seitz, 2012.
6 Vgl. Marquardt, Odo: Zukunft braucht Herkunft. Stuttgart: Reclam Verlag, 2003.

Neue Herausforderungen für die BAR und die Lebensverlaufsperspektive im Rehabilitationsprozess

von Prof. Dr. Katja Nebe, Juristische und Wirtschaftswissenschaftliche Fakultät, Martin-Luther-Universität Halle-Wittenberg

Koordinierung im Reha-Prozess – zögerliche Rezeption der Gemeinsamen Empfehlungen

Der Bundesarbeitsgemeinschaft für Rehabilitation (BAR) ist zur positiven Bilanz ihres Wirkens zu gratulieren. Ein Rückblick zeigt, dass es nicht nur Anerkennung gab. So kritisierte die Bundesregierung im Jahr 2004[1] die Arbeit der BAR als zu zögerlich und führte exemplarisch die Koordinierungsprobleme im Bereich der Komplexleistung „Früherkennung und Frühförderung" an.[2] Verbesserungspotenzial sah die Bundesregierung zudem im Grad der Konkretisierung der erlassenen Gemeinsamen Empfehlungen (GE). Die Berechtigung dieser Kritik kann und soll hier nicht vertieft werden. Eine solche Analyse müsste aber zumindest hinterfragen, ob Gründe für Effektivitätsreserven nicht auch beim Gesetzgeber selbst lagen.

So war beispielsweise die in § 5 Reha-Angleichungsgesetz (RehaAnglG) normierte Pflicht zur Erstellung eines Gesamtplans mit Erlass des SGB IX im Jahr 2001 zumindest nicht mehr ausdrücklich im neuen Recht fortgeschrieben worden.[3] Ebenso wäre zu eruieren, inwieweit die für die Rehabilitationsträger zuständigen Aufsichtsbehörden dafür gesorgt haben, die von der BAR erarbeiteten GE und die damit verbundene Selbstbindung der Rehabilitationsträger[4] in deren Verwaltungspraxis wirksam werden zu lassen. Auch ließe sich die Rezeption der GE in der Rechtsprechung sicher durchaus verbreitern. Eine Recherche

---

1 Bericht über die Lage behinderter Menschen und die Entwicklung ihrer Teilhabe, BT-Drs. 15/4575, S. 28 f.
2 Nachdem die Gemeinsame Empfehlung, gem. § 30 Abs. 3 SGB IX a.F. speziell hierfür vorgesehen, gescheitert war, wurde die bis heute geltende Frühförderungsverordnung erlassen.
3 Kritisch zutreffend Schian/Giraud in Feldes/Kohte/Stevens-Bartol, SGB IX, 4. A., § 19 Rn. 1.
4 Dazu instruktiv Welti in Lachwitz/Schellhorn/Welti, HK-SGB IX, 3. A., § 13 Rn. 5 bis 8.

in der juris-Rechtsprechungsdatenbank ergibt noch verhältnismäßig wenige Treffer unter dem Stichwort „Gemeinsame Empfehlung". Wiederum zeigen die auffindbaren Judikate, dass auch die Rechtsprechung in systematisch differenzierender Weise GE beziehungsweise diesen vergleichbare Vereinbarungen auf BAR-Ebene in die Rechtsfindung einbezieht[5] und hierbei auch den Auftrag des Gesetzgebers kritisch im Auge behält.[6] Dieser kurze Streifzug skizziert ein lohnendes Untersuchungsfeld, warum auch die seit 2003 zahlreich verabschiedeten GE die schon Jahrzehnte zuvor erkannte und mit dem RehaAnglG beabsichtigte Koordinierung der Reha-Träger nicht nachhaltig bewirkt haben.

Verbesserte Koordinierung durch BTHG-Reform

a) Wiederentdeckung des Teilhabeplanverfahrens

Die Defizite in der Koordinierung der Leistungsträger wurden immer wieder aufgezeigt.[7] Mit der Reform durch das Bundesteilhabegesetz (BTHG) will der Gesetzgeber nachbessern, um die Verantwortung zwischen den Trägern besser zu koordinieren. Die neuen Bestimmungen unter der 4. Kapitelüberschrift „Koordinierung der Leistungen" haben mit der in § 7 Abs. 2 SGB IX verankerten Vorrangigkeit gegenüber den Leistungsgesetzen und ihrer Abweichungsfestigkeit gegenüber Landesrecht einen herausragenden Stellenwert.[8] Der Teilhabeplan wurde durch seine unmittelbare Verankerung direkt im Gesetz deutlich aufgewertet.[9] Ihrer erweiterten Verantwortung hat die BAR bereits entsprochen und die GE „Reha-Prozess" nach einem transparenten Diskussionsprozess verabschiedet. Im Zuge der BTHG-Reform ist die BAR zusätzlich gestärkt, institutionell durch die Vorgabe, sie als Arbeitsgemeinschaft gemäß § 94 SGB X zu organisieren, und strukturell durch die erweiterten Aufgaben, wie sich nun im eigens für die BAR gefassten 8. Kapitel (§§ 39–41 SGB IX) ersehen lässt.

---

5 Vgl. zur diffizilen Abgrenzung zwischen Akutbehandlung und (Früh-)Rehabilitation für Neurologiepatienten BGH, 18.11.2010, III ZR 239/09, KHR 2010, 164 = VersR 2011, 348 und anschließend VGH BW, 16.4.2015, 10 S 96/13, MedR 2016, 453.
6 Zur fehlenden Kompetenz, Leistungsansprüche auf BAR-Ebene zu begrenzen, BSG, 17.6.2008, B 1 KR 31/07 R, mit Anm. Stähler jurisPR-SozR 5/2009 Anm. 2.
7 Vgl. nur BSGE 113, 40 ff., dazu Ulrich, DVfR Forum A, A4-2014.
8 BT-Drs. 18/9522, S. 203.
9 Gefordert u.a. von Luik, RP-Reha 2015, Nr. 1, S. 12–14.

b) Fokus: Inklusiver Arbeitsmarkt

Die koordinierenden Regelungen sowohl im Gesetz als auch in den GE dienen zwar sämtlichen Leistungen zur Teilhabe, gleichwohl fokussiert die BTHG-Reform besonders auf die Leistungen zur Teilhabe am Arbeitsleben. Dies erklärt sich durch das herausgehobene Reformziel, einen inklusiven Arbeitsmarkt zu erreichen,[10] und zeigt sich an zahlreichen (Neu-)Regelungen hierfür, wie zum Beispiel dem Budget für Arbeit. Das Betriebliche Eingliederungsmanagement (BEM) wurde zwar nicht neu geregelt, aber immerhin mit seiner koordinierenden Suchfunktion stärker an die Verantwortung der Reha-Träger herangerückt.[11] Die BAR soll zudem zur besseren Effizienz eine GE zum BEM erstellen.[12] Sie dürfte hierfür auch die richtige Adressatin sein, denn die bereits vereinbarten GE enthalten weitsichtige Koordinierungsvorgaben im verzweigten Beziehungsgeflecht bei Rehabilitation längerfristig arbeitsunfähiger Beschäftigter. Die Bedeutung des in der Praxis oft noch schwachen Dialogs zwischen Reha-Medizin, niedergelassenen ÄrztInnen und der betrieblichen Ebene, insbesondere mit Betriebsärzten, wird darin als wichtiger Gelingensfaktor näher präzisiert.[13]

c) Reserven – besondere Bedeutung für chronisch kranke und behinderte Kinder und Jugendliche

Den Belangen von beeinträchtigten beziehungsweise chronisch kranken Kindern und Jugendlichen wird auch mit dem reformierten SGB IX nicht hinreichend Rechnung getragen. Zwar werden diese besonderen Belange in §§ 1 Abs. 3, 8 Abs. 1 SGB IX unterstrichen. Dennoch fehlen verbindliche Regelungen zur Koordinierung der Akteure innerhalb der für Kinder und Jugendliche relevanten Lebenswelten. Inklusion lässt sich mit Teilhabeleistungen nur bewirken, wenn alle Verantwortlichen in die abweichungsfesten Koordinierungsvorschriften einbezogen werden. Eltern und behinderte Kinder benötigen unterstützende Sozialleistungen und für die Teilhabebedarfe der Kinder und Jugendlichen die notwendigen Koordinierungen.[14] Zutreffend spricht die Bundesregierung im zweiten Teilhabebericht mehrfach von den besonderen Exklusionsrisiken

---

10 BT-Drs. 18/9522, S. 1.
11 Vgl. §§ 3 Abs. 1, 10 Abs. 5, 12 Abs. 1 S. 3 SGB IX.
12 Entschließungsantrag BT-Drs. 18/10528, S. 4, dort unter Nr. 5.
13 Dazu Nebe in DRV-Schriften, Bd. 77, 2008, 317 f.; dies., a.a.O., Bd. 83, 2009, S. 281 f.; dies., a.a.O., Bd. 111, 2017, S. 267 f.
14 Dazu Pakleppa, Interview in RP-Reha, 2018, Nr. 1 S. 22 ff.

behinderter Kinder für ihren Lebensverlauf bei unzureichend koordinierten Teilhabeleistungen.[15]

Inklusive Menschenrechte durch Lebensverlaufsperspektive in der Rehabilitation

Will die BAR auch künftig verantwortliche Mitgestalterin sein, dann muss sie die Menschen mit Behinderungen in deren individueller Lebensverlaufsperspektive im Blick haben.[16] Die GE lassen gegenwärtig leider allzu häufig erkennen, dass die Perspektive derer, die regelhaft auf Leistungen der Kinder- und Jugendhilfe oder der Eingliederungshilfe angewiesen sind, in den Szenarien der Teilhabeplanung und Koordinierung nicht adäquat berücksichtigt werden. Die GE „Reha-Prozess" ist für Kinder und Jugendliche wenig passgenau. Sollen mit der BTHG-Reform tatsächlich pfadabhängige Steuerungsmechanismen in die „lebenslange" Eingliederungshilfe aufgebrochen werden, dann müssen die lebensverlaufsperspektivisch zu erwartenden Leistungsbedarfe von Beginn an in die Teilhabeplanverfahren einbezogen und die GE ebenso konstruktiv ausdifferenziert werden, wie diejenigen zur Sicherung der beruflichen Teilhabe. Langfristig müssen die insoweit wichtigsten Leistungsträger gleichberechtigte Mitglieder BAR werden.

---

15 BMAS, 2. Teilhabebericht, S. 151.
16 Vgl. die Lebensverlaufsperspektive in der Arbeitswelt, dazu Groskreutz u.a., Das Recht auf eine selbstbestimmte Erwerbsbiografie, 2013; 1 ff. sowie 1. Gleichstellungsbericht der Bundesregierung BT-Drs. 17/6240.

Die BAR und die Sozialverbände – eine konstruktiv-kritische Zusammenarbeit

von Adolf Bauer, Präsident Sozialverband
Deutschland e. V. (SoVD)

Seit nunmehr 50 Jahren ist die Bundesgemeinschaft für Rehabilitation (BAR) nicht nur ein fester Bestandteil, sondern auch ein wichtiger Akteur in der Rehabilitationslandschaft in Deutschland. Der Sozialverband Deutschland e.V. (SoVD), vormals Reichsbund, hat die Arbeit der BAR stets eng sowie konstruktiv-kritisch begleitet und würdigt anlässlich des 50-jährigen Jubiläums der BAR ausdrücklich die erreichten Erfolge.

Im gegliederten Sozialleistungssystem ist es eine große Herausforderung, Reha-Leistungen „wie aus einer Hand" zu ermöglichen. Betroffene haben ein Recht auf diese Form der Leistungserbringung und wollen nicht zwischen Reha-Trägern „hin und her gereicht" werden. Sie erwarten zügige und verbindliche Zuständigkeitsklärungen sowie schnelle, abgestimmte und umfassend bedarfsgerechte Reha-Leistungen. Die BAR kann hier notwendige Brücken bauen, Absprachen zwischen den Reha-Trägern befördern und Weiterentwicklungen forcieren.

Viele positive Veränderungen im Reha-Recht konnten in den letzten fünf Dekaden erreicht beziehungsweise erkämpft werden. Mit dem Schwerbehindertengesetz aus dem Jahr 1974 wurde die finale Betrachtungsweise von Behinderung durchgesetzt. Dies sicherte allen schwerbehinderten Menschen unabhängig von der Ursache der Behinderung die notwendigen Leistungen zu. Ebenfalls 1974 wurde das Reha-Angleichungsgesetz beschlossen. Es hatte zum Ziel, das Geschehen der Rehabilitation im Interesse behinderter Menschen besser aufeinander abzustimmen und Schnittstellen zu überwinden, entwickelte jedoch leider wenig Rechtsverbindlichkeit. Ein zentraler behindertenpolitischer Meilenstein folgte dann 1994, als das Diskriminierungsverbot für behinderte Menschen endlich Aufnahme in das Grundgesetz fand. Nach hartem Ringen trat 2001 das Sozialgesetzbuch IX zur Rehabilitation und Teilhabe von Menschen mit Behinderung in Kraft. Es normierte ein wegweisendes neues Rehabilitations- und Teilhaberecht. Durch Koordination, Kooperation und Konvergenz sollte ein gemeinsames Recht und eine einheitliche Plattform der Rehabilitation und der Behindertenpolitik erreicht und der Leistungszugang für betroffene Menschen verbessert werden. In der Folgezeit mussten die Behindertenverbände jedoch konstatieren, dass viele der gut gemeinten Regelungen in der Praxis „stecken blieben". Ebenfalls 2001 trat das Behindertengleichstellungsgesetz mit wichtigen Regelungen zur Barrierefreiheit in Kraft. Seit 2006 unterstreicht die UN-Behindertenrechtskonvention das Recht auf Rehabilitation und Teilhabe in seiner menschenrechtlichen Dimension. Um den Praxisdefiziten des SGB IX entgegenzuwirken, wurde mit dem Bundesteilhabegesetz (BTHG) 2016 das Reha-Verfahrensrecht schließlich noch einmal geschärft und der Abschied der Eingliederungshilfe vom Fürsorgerecht endlich eingeleitet.

Diese sozialpolitisch positiven, wenngleich hart erkämpften Entwicklungen lassen sich spiegelbildlich auch in der Entwicklung der Bundesarbeitsgemeinschaft für Rehabilitation nachzeichnen. War die BAR anfangs noch ein loser Zusammenschluss, den die Sozialpartner 1969 als Versuch zur Sicherstellung und Gestaltung der Rehabilitation im Gesamtsystem der sozialen Sicherung auf den Weg brachten, so konnte 2008 der verbindliche Vereinsstatus erreicht werden. Mit dem BTHG erlangte die BAR schließlich ihre gesetzliche Verankerung einschließlich dezidierter gesetzlicher Aufgabenzuweisungen. Besonders wichtig ist aus Sicht des SoVD der in § 41 SGB IX neu verankerte Teilhabeverfahrensbericht, dessen Erstellung der BAR obliegt. Dieser Bericht soll die Praxis der Reha-Träger transparenter machen. Er wird eine wichtige Grundlage liefern, um Defizite zu erkennen und Weiterentwicklungen zu ermöglichen.

Die (Pflicht zur) Zusammenarbeit der Reha-Träger ist in den letzten Jahren stetig vorangekommen – auch wenn es Rückschläge gab, große Widerstände zu überwinden waren und Umsetzungsdefizite bleiben. Die BAR stellt sich diesen Herausforderungen seit ihrer Gründung. Sie tut dies mit enormer Fachlichkeit, mit großer Kompromissfähigkeit und zuweilen auch mit unbeirrbarer Beharrlichkeit.

Unterstützt und begleitet wird sie vom Sachverständigenrat der Behindertenverbände. In diesem, inzwischen in „Sachverständigenbeirat Partizipation" umbenannten Gremium arbeitet der SoVD seit Jahrzehnten engagiert mit; zum Teil hatte der SoVD dort auch den Vorsitz. Auch die BAR-Arbeitsgruppe „Barrierefreie Umweltgestaltung" hat der SoVD über viele Jahre begleitet und unterstützt. Denn es ist uns als Behinderten- und Sozialverband ein wichtiges Anliegen, dass die praktischen Erfahrungen der Menschen mit Behinderungen und Reha-Bedarfen in der BAR zu Wort kommen und berücksichtigt werden – getreu dem Grundsatz „Nichts über uns ohne uns". Während dieser Grundsatz in den Anfangsjahren der BAR fast noch ein revolutionärer Gedanke war, so ist er inzwischen politisch weitgehend akzeptiert. Er wird immer stärker berücksichtigt und umgesetzt.

Und das ist auch richtig so. Denn die Behindertenverbände sind unverzichtbare Kritiker, Mahner, Impulsgeber und Motor in behindertenpolitischen Debatten. Insoweit unterstützen und bereichern sie auch die Arbeit der Bundesarbeitsgemeinschaft für Rehabilitation.

Die fast 1.500 Reha-Träger in Deutschland mögen sehr unterschiedlich sein. Zuweilen haben sie heterogene Perspektiven und Sprachen, divergierende rechtliche Grundlagen oder unterschiedliche Verwaltungsstrukturen. Was sie jedoch eint beziehungsweise einen muss, ist die Pflicht, zügig, umfassend und bedarfsdeckend alle notwendigen Leistungen der Rehabilitation und Teilhabe zur Verfügung zu stellen und hierfür gemeinsam Konsens und Verständigung herbeizuführen. Denn es geht um den Menschen. Er steht im Zentrum des Reha- und Teilhaberechts. Er muss auch im Mittelpunkt der Arbeit der BAR stehen. Damit dies gelingt, wird der SoVD die BAR auch in Zukunft nach Kräften unterstützen und die gemeinsame Zusammenarbeit fortsetzen. Wie gewohnt: konstruktiv-kritisch.

Fünf Jahrzehnte Zusammenarbeit:
BAR als „Denkfabrik" für gemeinsame Lösungen

von Martin Litsch, Vorstandsvorsitzender AOK-Bundesverband

Rehabilitation und Teilhabe als ganzheitlichen Prozess gestalten – das ist das gemeinsame Ziel aller Reha-Träger der gesetzlichen Krankenversicherung, der Unfallversicherung und der Rentenversicherung sowie der Sozialpartner. Um dieses Ziel zu erreichen, sind eine trägerübergreifende Zusammenarbeit und Kommunikation unabdingbar. Die zentrale Plattform für den Austausch und für die Zusammenarbeit der Rehabilitationsträger im gegliederten System der sozialen Sicherung ist die Bundesarbeitsgemeinschaft für Rehabilitation (BAR).

Die größte Herausforderung für die BAR ist aktuell die Umsetzung des Ende 2016 vom Bundestag verabschiedeten Bundesteilhabegesetzes (BTHG). Das Gesetz soll die UN-Behindertenrechtskonvention in nationales deutsches Recht überführen, indem es mehr Möglichkeiten der Teilhabe und Selbstbestimmung für Menschen mit Behinderungen schafft. Das BTHG hat grundlegende Änderungen bei den Leistungen für diese Menschen, beim Zugang zu den Leistungen sowie bei den damit verbundenen Verfahren notwendig gemacht.

Die erforderliche Neuordnung des Sozialgesetzbuches erfolgte Anfang 2018. Sie wird mit der Integration der Eingliederungshilfe in das neunte Sozialgesetzbuch bis zum Jahr 2020 weiter umgesetzt. Unter dem Dach der Bundesarbeitsgemeinschaft für Rehabilitation erfolgt der dazu notwendige interdisziplinäre Austausch zwischen den Trägern der Rentenversicherung, der Unfallversicherung, der Bundesagentur für Arbeit, der gesetzlichen Krankenversicherung, der Kriegsopferversorgung – und fürsorge, der öffentlichen Jugendhilfe und der Eingliederungshilfe. Die AOK-Gemeinschaft engagiert sich hier in verschiedenen Gremien und schätzt den Austausch in den Arbeitsgruppen, der zu Transparenz zwischen den verschiedenen Trägern führt. Durch die beteiligten Ländervertreter wird die im Gesetz verankerte komplexe Aufgabe der gemeinsamen Befassung und Konsensfindung in Gemeinsamen Empfehlungen für verschiedene Versorgungsregionen ermöglicht.

Eine große Stärke der Bundesarbeitsgemeinschaft für Rehabilitation ist es, dass sie den Trägern der Rehabilitation und Teilhabe eine sektorübergreifende Sichtweise ermöglicht. Diese Sichtweise führt zu sachgerechten Entscheidungen, die für alle Beteiligten passen. Sichtbar wurde ein gutes Zusammenspiel zum Beispiel bei der Erarbeitung der Gemeinsamen Empfehlung zur Gestaltung des Reha-Prozesses. Die AOK-Gemeinschaft nahm darin die Aufgabe wahr, in Zusammenarbeit mit dem GKV-Spitzenverband die für eine Krankenkasse spezifischen praktischen Anforderungen an Zuständigkeitsklärung, Bedarfserkennung und Teilhabeplanung einzubringen. Im Einvernehmen mit den anderen Trägern konnten daraufhin tragfähige Lösungen konsentiert werden.

Die AOKs unterstützen zudem die notwendige Weiterentwicklung von trägerübergreifenden Qualitätskriterien. Ein wichtiger Baustein im sektorübergreifenden Versorgungsgeschehen ist zum Beispiel das Entlassmanagement, mit dem die Qualität der Versorgung für die Betroffenen deutlich verbessert werden kann. Die AOK-Gemeinschaft setzt sich für eine qualitätsorientierte Versorgung ein, in der die akutstationäre Krankenhausbehandlung enger mit der Anschlussrehabilitation verzahnt wird. In einer Gemeinsamen Empfehlung wurden Standards für die Bedarfsprüfung festgelegt. Sie können einen wesentlichen Beitrag dazu leisten, die akutstationäre Fehlversorgung von geriatrischen oder traumatologischen Patienten zu korrigieren und existierende Versorgungslücken zu schließen. Dazu ist der Schulterschluss aller Träger notwendig. Denn bislang gelingt es nicht immer, die Versorgungsziele der Rehabilitation für Patienten zu erreichen, die in Pflegeheimen oder in der häuslichen Umgebung pflegerisch versorgt werden. Gerade Patienten mit bestehenden oder sich abzeichnenden Pflegebedarfen nutzen zu selten zielgerichtet Rehabilitationsleistungen – mit der Folge von hohen Kosten für Anschlussbehandlungen.

Neben den bundesweiten Regelungen ermöglicht es die regionale Verankerung der AOKs in besonderer Weise, neue Wege der Rehabilitation zu beschreiten, um die Versorgung der Versicherten zu verbessern. So erprobt beispielsweise die AOK Baden-Württemberg ein neues Konzept für die rehabilitative Kurzzeitpflege im stationären Umfeld für Versicherte mit und ohne bestehende Pflegebedürftigkeit. Es handelt sich um ein trägerübergreifendes Versorgungsmodell der Pflege-, Kranken- und Rentenversicherung. Dabei werden Leistungsinhalte der stationären Kurzzeitpflege um rehabilitative Maßnahmen ergänzt und im Setting der Rehabilitation erbracht. Ziele sind die Erhöhung der Rehabilitationsfähigkeit nach einem Akutaufenthalt sowie die Verringerung oder Vermeidung eines Pflegegrades.

Die Bundesarbeitsgemeinschaft für Rehabilitation hat sich über fünf Jahrzehnte als eine Art übergreifende „Denkfabrik" für alle Träger der Rehabilitation und Teilhabe bewährt, die zu sachgerechten Lösungen für die Versicherten führt. Die Empfehlungen und Arbeitshilfen der BAR sind wertvolle Leitplanken für das praktische Handeln der Akteure der Rehabilitation und Teilhabe. Mit dem Ziel, die trägerübergreifende Versorgung zu optimieren, wird die AOK auch zukünftig die Zusammenarbeit unter dem Dach der BAR fördern und fordern.

Selektive Schlaglichter der Standortbestimmung – ein kurzer Einwurf von der Seitenlinie

von Dr. Michael Schubert, Fachbereichsleiter
Teilhabeverfahrensbericht, Systembeobachtung und Forschung,
Bundesarbeitsgemeinschaft für Rehabilitation e. V. (BAR)
bis 09/2018, jetzt Geschäftsführer Schubert-Verlag

Genug erreicht in 50 Jahren Arbeit?

Nunmehr ein halbes Jahrhundert besteht der Auftrag der Bundesarbeitsgemeinschaft für Rehabilitation e. V. (BAR), den wir heute als Aufgabendreieck von Kooperation, Koordination und Konvergenz im gegliederten Rehabilitationssystem beschreiben. Will man die BAR als große Erfolgsgeschichte der Sozialpartner zur Überwindung von Heterogenitäten und Divergenzen im Bereich der Rehabilitation und Teilhabe bilanzieren, stellt sich die Frage: Warum braucht es sie dann nach 50 Jahren immer noch?

Diese Zuspitzung leitet allerdings fehl. Der Gesetzgeber hält aus einer Reihe guter Gründe bis heute am gegliederten System fest. Mit diesem verbunden sind trägerspezifische Leistungsgesetze und damit unterschiedliche Rechtsgrundlagen für Leistungen zur Teilhabe. Im Wandel der Zeit sind so – ausgehend von (auch) gesetzlich angelegten trägereigenen Systemlogiken – trägerübergreifende Gemeinsamkeiten und gemeinsame Handlungsstränge unterhalb der abstrakten Gesetzesebene immer neu zu finden und herzustellen. Dies benötigt einen Ort. Dabei scheint es bemerkenswert, dass verschiedenen, heute als aktuell wahrgenommenen Herausforderungen bei Lichte betrachtet längst kein Novitätsstatus zugeschrieben werden kann. Aber auch dies stellt die Erforderlichkeit und Notwendigkeit der BAR als institutionalisierten Ort der Verständigung keineswegs in Frage. Wenngleich der Auftrag der BAR deutlich darüber hinausgeht, ist sie bereits allein für die Herstellung der Basis eines trägerübergreifenden Zusammenfindens und Zusammenwirkens unverzichtbar: für Begegnung, Austausch und Perspektivwechsel.

Der sozialgesetzliche Handlungsrahmen, die Handlungsmöglichkeiten und auch die Erwartungen der Mitglieder wie der weiteren Fachöffentlichkeit an die BAR als Zusammenschluss der Rehabilitationsträger in Deutschland haben sich mit Blick auf die Erfüllung ihrer satzungsmäßigen und nun auch gesetzlichen Aufgaben deutlich vergrößert. Dies vereinfacht zwar nicht per se die Aufgabenerfüllung, entwickelt aber die Spielregeln weiter, wodurch breitere Möglichkeitsräume für eine höhere Wirksamkeit und Ergebnisqualität entstehen. Diese gilt es zukünftig konsequent zu nutzen und auszubauen.

Alle Rehabilitationsträger gleichermaßen unter einem Dach?

Das SGB IX Teil 1 als für alle Rehabilitationsträger gleichermaßen gültiges Leistungsverfahrensrecht kennt in aller Regel keine Trägerspezifik. Soweit es die verfassungsmäßige Gesetzgebungskompetenz des Bundes zuließ, folgt so der gesetzliche Rahmen einem egalitären Narrativ. Gespiegelt auf die Aufgaben trägerübergreifender Verständigung bestehen jedoch trotz des günstigeren Handlungsrahmens auch wesentliche systemimmanente Herausforderungen weiter, zu denen noch Lösungen zu finden sein werden, damit das Dach der Verständigung alle Träger der Leistungen zur Teilhabe gleichermaßen überspannt. Institutionell formuliert: Der Ort der Verständigung muss dem gesetzlichen Narrativ folgen können.

Während die Träger der Sozialversicherung über aufbauorganisatorische und verbandliche Strukturen in Aushandlungsprozesse weithin einbindbar sind, ist dies für die circa 1000 steuerfinanzierten und in Länderhoheit organisierten Träger der Eingliederungs- und Jugendhilfe bislang so nicht gegeben. Allein, dies hilft nicht in der Sache. Bei aller Unterschiedlichkeit der Rehabilitationsträger im Detail sind viele Potenziale trägerübergreifender Verabredungen für die jeweils eigene Arbeit längst nicht geborgen. Durch den gerade in den letzten Jahren verstärkten Bedeutungszuwachs eines trägerübergreifend abgestimmten Agierens der Rehabilitationsträger erscheint die Notwendigkeit der Zusammenarbeit bei allen Rehabilitationsträgern unbestreitbar. Dabei ist der effektivste Weg der Interessenvertretung eine Mitwirkung und Mitgestaltung. Auch gilt es gleichermaßen zu erkennen und Schlussfolgerungen daraus abzuleiten, dass die steuerfinanzierten Trägerbereiche durch die aktuellen rechtlichen Änderungen mehr denn je Produktives zum trägerübergreifenden Konzert beizutragen haben. Die Themenfelder Bedarfsermittlung und Teilhabeplanung sind hierfür nur zwei Beispiele.

Nicht alle Wege führen nach Rom: Vom Output zum Outcome

Prozessual betrachtet ist neben dem Erfordernis der Entwicklung von Antworten auf Fragen der Mandatierung und der Handlungskompetenzen von

Trägervertretern auf trägerübergreifender Ebene der Wille zur Verständigung grundlegend. Eine wirksame Aufgabenerfüllung benötigt Ergebnisse, die Antworten auf praktische Probleme geben oder solchen präventiv begegnen. Auf dem Weg der Neubestimmung des Verhältnisses von trägerspezifischen Logiken und trägerübergreifenden Einheitlichkeiten ging es gerade in den letzten Jahren ein gutes Stück voran.

Der Prozess des Zustandekommens von Vereinbarungen ist oftmals komplex und schwierig. Zurecht vorbei ist die Zeit, in der Vereinbarungen nur Gesetzestext paraphrasierten. Gleichsam überholt erscheint es, wenn trägerübergreifende Vereinbarungen ausschließlich bestehende trägerspezifische Regelungen addieren. Vielmehr müssen trägerübergreifende Arbeitsergebnisse im systematischen Zusammendenken von Trägerübergreifendem und Trägerspezifischem entstehen. Konvergenz entsteht nur dann, wenn Trägerübergreifendes Bedeutsamkeit erlangt und es auch Trägerspezifisches weiterzuentwickeln vermag.

Die auf die Erarbeitung von Verabredungen folgende konsequente und erforderlichenfalls ebenfalls trägerübergreifend abgestimmte Umsetzung dieser Verabredungen ist der eigentliche Gradmesser von Sinn und Unsinn von Papierarbeit. Der Mehrwert entsteht in der Praxis. Allein: Zur institutionellen Wirkung von Verfahrensrecht sowie von Verfahrensabsprachen ist im Bereich der Rehabilitation und Teilhabe bislang wenig bekannt; beispielsweise dazu, wie Recht und dessen Konkretisierung in Strukturen und Prozessen mit welchen Ergebnissen und Konsequenzen umgesetzt wird.

Selbstverständnis und Beinfreiheit

Die BAR ist eine Organisation im Wandel. Infolge der sich verändernden Erwartungen, der Notwendigkeit des Belegs der institutionellen Bedeutsamkeit und auch infolge der jüngsten rechtlichen Aufwertung der BAR erscheint ein Fortschreiten im Prozess der Prüfung der eigenen Rollendefinitionen innerhalb des Zusammenschlusses BAR bedeutsam. Damit sind wir bei Fragen der Haltung und des Selbstverständnisses. Konsequenterweise kann es sich dabei nicht allein um eine Selbstvergewisserung zum Bestehenden handeln, sondern es muss auch um ein Hinterfragen und Justieren des Selbstkonzeptes gehen. Wahrnehmbares Resultat dieses Weges ist Kommunikation, welche oftmals, aber keineswegs ausschließlich in Arbeitsweisen innerhalb von Arbeitsprozessen auf der Ebene der BAR ihren Niederschlag findet. Die BAR-Geschäftsstelle ist in diesem Prozess den Kinderschuhen längst entwachsen. Ein Vordenken aktueller Fragen, die eigenständige Entwicklung von Lösungsansätzen, das Anstoßen notwendiger Diskussionen sowie ein Vertreten von eigenen Positionen ist zeitgemäße

Zwangsläufigkeit, welche es im Dienst der Sache auszubauen und zu fördern gilt. Dabei belegen Beispiele der jüngeren Vergangenheit die Potenziale für eine effektive und effiziente Arbeit gemeinsam mit der Gemeinschaft der Rehabilitationsträger und für sie.

Da ich die gesamten 50 Jahre des Bestehens der BAR nicht detailliert zu überblicken vermag, so wage ich zumindest angesichts der vergangenen zwei Jahrzehnte eine Zukunftsprognose: Die nächsten werden für die BAR eine noch spannendere Zeit als die vergangenen 20 Jahre. Es wird sich erweisen, wie es gelingt, eingetretene Pfade zu justieren, Brücken des Gemeinsamen zu verbreitern, (neues) Recht lebendige Praxis werden zu lassen und nicht zuletzt dem Gesetzeswillen auch einen empirischen Spiegel vorzuhalten. Auf dem Weg trägerübergreifenden Handelns zum Wohle von Menschen mit Behinderung wünsche ich stets die notwendige Beharrlichkeit, eine hohe argumentative Durchschlagskraft und, wenn nötig, den erforderlichen Rückenwind.

Gemeinsame Anfänge – gemeinsame Etappen – gemeinsame Herausforderungen

von Dr. Susanne Gebauer, Vorstandsvorsitzende Bundesverband Deutscher Berufsförderungswerke e. V.

Die Bundesarbeitsgemeinschaft für Rehabilitation (BAR) besteht seit 50 Jahren. Als „gleichaltriger" Weggefährte gratulieren wir und nehmen das gerne zum Anlass für eine kleine Zusammenschau, was uns als Berufsförderungswerke mit der Bundesarbeitsgemeinschaft für Rehabilitation von Anfang verbunden hat, woran wir über fünf Jahrzehnte hinweg gemeinsam gearbeitet haben und was uns in der Zukunft umso mehr verbinden wird.

Gemeinsamer Entstehungskontext

Ein kurzer Blick zurück in die Bundesrepublik Deutschland der 1960er Jahre: das Jahrzehnt des starken und anhaltenden Wirtschaftswachstums, die Bundesanstalt für Arbeit vermeldet „Vollbeschäftigung". Allerdings – so konstatierte die Bundesregierung in ihrem Sozialbericht vom Jahr 1970 –

> „gibt es große soziale Gruppen, die aus eigener Kraft nicht an der allgemeinen Wohlstandssteigerung und am sozialen Fortschritt teilhaben."

Verwiesen wurde hier insbesondere auf behinderte Menschen, damals beziffert mit einer Zahl von rund vier Millionen. Ihnen sollten verstärkt Hilfen zur Eingliederung oder Wiedereingliederung in Arbeit, Beruf und Gesellschaft zuteilwerden. Zur Umsetzung dieser Zielsetzung verkündete der damalige Bundesarbeitsminister Walter Arendt im April 1970 das „Aktionsprogramm der Bundesregierung zur Förderung der Rehabilitation der Behinderten". Anknüpfend an die mit dem Berufsbildungsgesetz und dem Arbeitsförderungsgesetz im Vorjahr auch für behinderte Menschen neu geregelten Rechtsansprüche konkretisiert dieses Programm umfassende, über die öffentliche Hand finanzierte Maßnahmen – angefangen von der besseren Koordinierung der Leistungen im gegliederten Sozialsystem über die Beratung bis hin zur Öffentlichkeitsarbeit. Ein weiterer Programmpunkt zielt auf die Schaffung von bis dahin fehlenden Einrichtungen der Rehabilitation ab – namentlich hier auch „zur beruflichen Umschulung von Behinderten".

Aufsetzend auf bereits im Nachkriegsdeutschland entstandene, vereinzelte Förderstrukturen gelang es mit dem Aktionsprogramm, ein flächendeckendes

Netz zur beruflichen Rehabilitation von Menschen mit Behinderungen zu etablieren. Dazu gehören neben den Berufsbildungswerken und den Werkstätten für Menschen mit Behinderungen die Berufsförderungswerke, welche sich bereits im Jahr 1968 zu einer Arbeitsgemeinschaft zusammengeschlossen hatten. Die in der Gründungsurkunde festgehaltenen Grundsätze haben auch nach über 50 Jahren noch Bestand und sind Kernelemente der Satzung des heutigen Bundesverbands Deutscher Berufsförderungswerke: zum einen die enge fachliche Zusammenarbeit zur Entwicklung von gemeinsamen Mindestanforderungen für die berufliche Förderung von Menschen mit Behinderungen, damit einhergehend zum anderen die partnerschaftliche Zusammenarbeit mit den Rehabilitationsträgern und der Politik. Aus diesem Selbstverständnis heraus war es für die Berufsförderungswerke auch eine wichtige wie gerne wahrgenommene Aufgabe, die Entstehung und Entwicklung der Bundesarbeitsgemeinschaft für Rehabilitation aktiv zu begleiten.

Gemeinsame Etappen

In den vergangenen 50 Jahren haben sich die Gesellschaft und die Arbeitswelt enorm verändert. Daher wurden auch immer wieder neue Antworten gesucht, wie man unter den sich wandelnden Lebens- und Arbeitsbedingungen Behinderungen umgehen, überwinden oder zumindest ausgleichen kann. Dies spiegelt sich zunächst in dem über die letzten Jahrzehnte hinweg stark veränderten Rechtsrahmen wider – so zum Beispiel in dem 1974 in Kraft getretenen Reha-Angleichungsgesetz, in der 1994 wirksam gewordenen Ergänzung des Gleichheitsgrundsatzes im Grundgesetz, ebenso mit der Einführung des SGB IX, durch die Verabschiedung der UN-Behindertenrechtskonvention und zuletzt durch das Bundesteilhabegesetz. Bis heute nachwirkende, erhebliche Zäsuren ergaben sich für die Berufsförderungswerke allerdings auch durch die sogenannte Hartz-Reformen, welche sich unmittelbar auf den Zugang von langzeitarbeitslosen Menschen ins Reha-System ausgewirkt haben. Diesen Veränderungen haben sich die Berufsförderungswerke in den letzten fünf Jahrzehnten aktiv gestellt.

Das Leistungsangebot wurde kontinuierlich weiterentwickelt – sowohl unter der Perspektive des individuellen Bedarfs der zu fördernden Menschen mit den Prämissen „Selbstbestimmung und Partizipation", als auch mit Blick auf den Arbeitsmarkt und die veränderten Kompetenzanforderungen. Bereits in den 1990er Jahren wurden neue betriebsnahe rehabilitative Angebote entwickelt, wie sie heute beim überwiegenden Teil der Leistungserbringer zu finden sind. Ein großer Schritt war die im Zuge der deutschen Wiedervereinigung vorgenommene Erweiterung des Netzplans auf die neuen Bundesländer. Die schnelle

Errichtung der neuen Berufsförderungswerke wurde realisiert, indem westdeutsche Einrichtungen Partnerschaften übernahmen und mit ihren Kompetenzen den Aufbau begleiteten. Darüber hinaus haben die Berufsförderungswerke eine Vielzahl von Modellvorhaben, Forschungsprojekte und größere Initiativen zur Weiterentwicklung des Systems der beruflichen Rehabilitation initiiert und gemeinsam mit den Netzwerkpartnern durchgeführt.

Meilensteine waren die Einführung eines handlungsorientierten Ausbildungskonzepts, die Entwicklung des neuen Reha-Modells und die Initiative RehaFutur. Auch dabei war die Bundesarbeitsgemeinschaft für Rehabilitation ein wichtiger Wegbegleiter. Die daraus hervorgegangenen Impulse, die entwickelten Handlungsfelder und die dabei entstandenen Konzepte sind zugleich die Basis, um sich zukunftsfest auszurichten.

Gemeinsame Herausforderungen

Megatrends wie der demografische Wandel, der damit verbundene Rückgang des Erwerbspersonenpotenzials und älter werdende Belegschaften machen wirksame und effiziente Rehabilitationsprozesse zukünftig noch bedeutsamer. Stationäre Angebote werden weiterhin benötigt, aber die Grenzen und Übergänge zu ambulanten Leistungen werden stärker ineinanderfließen. Vor dem Hintergrund des Bundesteilhabegesetzes haben alle Akteure den erneuten Auftrag erhalten, die Zusammenarbeit zu intensivieren und die Versorgung spezieller Zielgruppen zu verbessern (z. B. Menschen mit psychischen Erkrankungen).

Medizinische und berufliche Rehabilitation müssen sich damit befassen, wie sie die Zusammenarbeit verzahnen, Übergänge verbessern und die Rehabilitationsprozesse im Sinne der Betroffenen effizienter gestalten können. Die Digitalisierung ist ein weiterer Megatrend, der schon heute eine zunehmende Rolle spielt und in Zukunft verstärkte Auswirkungen auf die berufliche Rehabilitation haben wird. Dies betrifft sowohl Qualifizierungsinhalte im Rahmen der beruflichen Rehabilitation, aber auch neue Assistenzsysteme für Menschen mit Behinderungen, ebenso die Prozess- und Strukturqualität mit besonderem Fokus auf die Fortbildung der Mitarbeiterinnen und Mitarbeiter.

Die Zusammenarbeit und Vernetzung mit Unternehmen und eine darauf ausgerichtete Weiterentwicklung des Leistungsspektrums wird ebenfalls Gegenstand der perspektivischen Weiterentwicklung sein. Gerade kleine und mittelständische Unternehmen werden auf unterstützende Angebote und Kooperation angewiesen sein, da sie nicht eigene Ressourcen für betriebliche Gesundheitspolitik oder Rehabilitationsprozesse einsetzen können.

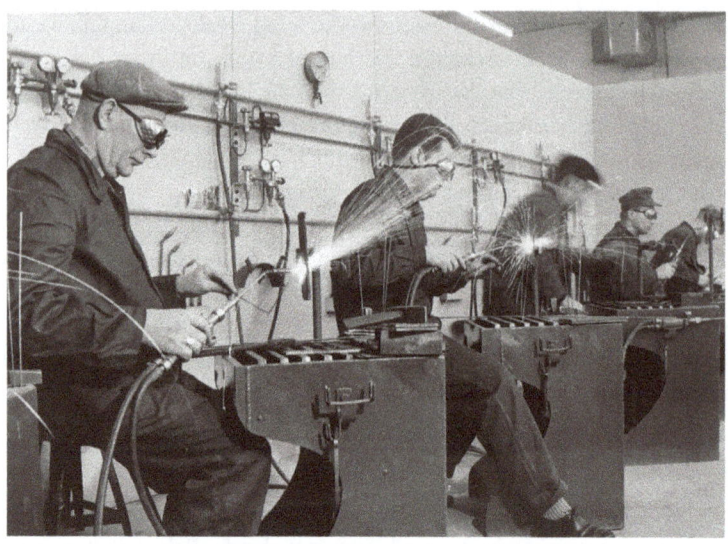

Metalllehrgang in den 1950er Jahren, Quelle: INN-tegrativ gGmbH

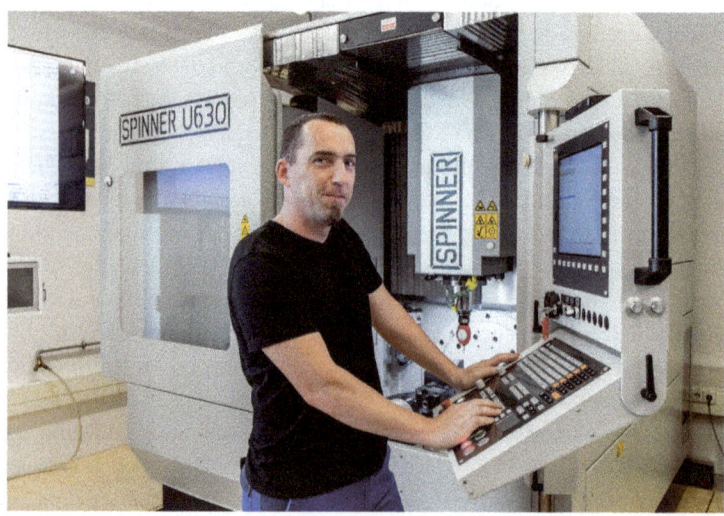

Rehabilitand an der CNC-Maschine im BFW Sachsen-Anhalt. Quelle: BV BFW/Kruppa

Die gegenwärtige Offenheit gegenüber den Themen Inklusion und Diversity sowie die vorhandenen Fachkräfteengpässe können hier als Türöffner genutzt werden.

Weiterhin gilt es, die Rehabilitationsprozesse noch stärker am Individuum auszurichten und flexible und passgenaue Angebote bereitzustellen. Der Bundesverband Deutscher Berufsförderungswerke versteht sich hier als Plattform, über die diese Entwicklungsprozesse begleitet und gestaltet werden. Und er bleibt aktiver Partner der Bundesarbeitsgemeinschaft für Rehabilitation, um gemeinsam Lösungen für künftige sozial und arbeitsmarktpolitische Herausforderungen zu entwickeln.

Die Rolle und Bedeutung der Deutschen Rentenversicherung als Rehabilitationsträger

von Brigitte Gross, Mitglied Direktorium Deutsche
Rentenversicherung Bund (DRV Bund)

Rehabilitationsleistungen der Deutschen Rentenversicherung sollen das Ausscheiden der Versicherten aus dem Erwerbsleben verhindern beziehungsweise sie wieder in das Erwerbsleben integrieren (Rehabilitation vor Rente). Hier zeigt sich das Prinzip der Risikozuordnung: Der Träger erbringt die Leistung (Rehabilitation), der auch das finanzielle Risiko ihres Scheiterns (Erwerbsminderungsrente) trägt. Dafür stehen Leistungen zur medizinischen Rehabilitation, Leistungen zur Teilhabe am Arbeitsleben sowie unterhaltssichernde und ergänzende Leistungen zur Verfügung. Ebenfalls zum Leistungsspektrum gehören die weiteren „(Pflicht-)Leistungen zur Teilhabe", also Leistungen zur Prävention, zur Nachsorge und die ergänzenden Leistungen. Ziel ist es, die Beschäftigungsfähigkeit zu sichern und Teilhabe zu fördern. Über das SGB VI hinaus gestaltet und begleitet die Deutsche Rentenversicherung die sozialpolitischen Entwicklungen.

Seit der Organisationsreform in der gesetzlichen Rentenversicherung im Jahr 2005 nimmt die DRV Bund zusätzlich Grundsatz- und Querschnittsaufgaben wahr, zum Beispiel die Vertretung der Rentenversicherung gegenüber Politik und allen einschlägigen Bundes-, Landes-, Europäischen und sonstigen nationalen und internationalen Institutionen oder die Klärung grundsätzlicher Fach- und Rechtsfragen. Einen breiten Raum nimmt das wichtige Thema der Rehabilitationsforschung ein.

Die Deutsche Rentenversicherung ist eines der „Elternteile" der Bundesarbeitsgemeinschaft für Rehabilitation (BAR), deren Gründung im Jahr 1969 Anlass für diese Festschrift ist. Das gegliederte Rehabilitationsrecht war vor etwa 50 Jahren Anlass für erste Bestrebungen einer Harmonisierung. Vor diesem Hintergrund gaben die Rehabilitationsträger der BAR bewusst die Aufgabe, im Rahmen des geltenden Rechts eine Plattform zu sein für eine übergreifende Koordinierung. Die BAR unterstützt daher das Zusammenwirken der Rehabilitationsträger und vermittelt Wissen über Rehabilitation und Teilhabe.

Das Gesetz über die Angleichung der Leistungen zur Rehabilitation (RehaAnglG, in Kraft getreten 1974) beschränkte sich noch auf allgemeingültige Verfahrensvorschriften und einen groben einheitlichen Leistungsrahmen. 1999 lösten schließlich die Ergebnisse der „Koalitionsgruppe Behindertenpolitik" konkrete politische Schritte aus, aufgrund derer im Juli 2001 das „Sozialgesetzbuch – Neuntes Buch – (SGB IX) Rehabilitation und Teilhabe behinderter Menschen" in Kraft trat. Zur Stärkung und verbesserten Umsetzung des Grundsatzes „Reha wie aus einer Hand" traten im Januar 2018 wesentliche Regelungen des Gesetzes zur Stärkung der Teilhabe und Selbstbestimmung von Menschen mit Behinderung – Bundesteilhabegesetz (BTHG) in Kraft. Sie schärfen vor allem die Regelungen im SGB IX zur Zuständigkeit und Leistungserbringung bei komplexen trägerübergreifenden Fällen.

Die Initiativen zur Verbesserung der Zusammenarbeit spiegeln sich in den Produkten, mit denen die Trägerbereiche (neu ab 2001 dabei: Jugendhilfe und Sozialhilfe) auf Ebene der BAR seit 2001 das Thema mit Leben gefüllt haben. Die „Gemeinsame Empfehlung Reha-Prozess" macht dies am besten deutlich. Die Trägerbereiche erarbeiteten nach 2001 zunächst je eine Gemeinsame Empfehlungen zu den einzelnen Aspekten des Reha-Prozesses (zum Beispiel Zuständigkeitsklärung oder Bedarfsermittlung) und stellten diese in der Fassung vom August 2014 dann aktualisiert und gebündelt in einem Werk dar. Darin fand das weiterentwickelte Verständnis aller Trägerbereiche Ausdruck, nach dem der Weg vom Antrag bis zur Leistungserbringung als ein integrativer Prozess zu sehen ist. Eine vorausschauende Konzeption, denn mit dem BTHG verlangten die strengeren Vorschriften der Zusammenarbeit noch dringender ein gemeinsames prozessorientiertes Grundverständnis. Unter hohem Einsatz aller beteiligten Trägerbereiche gelang es unter Moderation der Geschäftsstelle der BAR, die neue Gemeinsame Empfehlung Reha-Prozess so fertigzustellen, dass sie im Dezember 2018 in Kraft treten konnte[1].

Die Deutsche Rentenversicherung gab dabei wichtige Impulse. So war aus Praxissicht bedeutsam, dass Anfang und Ende von mehreren, im zeitlichen Zusammenhang stehenden Bedarfsermittlungsprozessen und Teilhabeplanverfahren klar definiert sind. Hier fanden die Trägerbereiche Lösungen, die den Interessen der Menschen mit Behinderungen und den Anforderungen der Praxis entsprechen. Die Beratungen zur neuen Gemeinsamen Empfehlung deckten weitere Themen auf, derer sich die Trägerbereiche auf Ebene der BAR annahmen und annehmen werden, so z.B. das Thema Datenschutz beim trägerbereichsübergreifenden Reha-Prozess.

---

1 „Gemeinsame Empfehlung zur Zuständigkeitsklärung, zur Erkennung, Ermittlung und Feststellung des Rehabilitationsbedarfes (einschließlich Grundsätzen der Bedarfsermittlung), zur Teilhabeplanung und zu Anforderungen von Leistungen zur Teilhabe gemäß § 26 Abs. 1 i.V.m. § 25 Abs. 1 Nr. 1 bis 3 und 6 und gemäß § 26 Abs. 2 Nr. 2,3,5,7 bis 9 SGB IX".

Neben den gemeinsamen Empfehlungen veröffentlicht die BAR zahlreiche weitere Produkte als Ergebnis der Beratungen aller Trägerbereiche, zum Beispiel Handlungsempfehlungen, Rahmenempfehlungen und Arbeitshilfen sowie Datenbanken und elektronische Verzeichnisse. Eines der neuesten digitale Verzeichnisse, das Verzeichnis aller Ansprechstellen aller Rehabilitationsträger (§ 12 Abs. 1 Satz 3 SGB IX), hat die Deutsche Rentenversicherung von Beginn an unterstützt. Es ist ein modernes Beispiel dafür, dass die Deutsche Rentenversicherung zusammen mit den anderen Trägerbereichen die Plattform der BAR seit nunmehr 50 Jahren nutzt und mitgestaltet für das verbindende Ziel: die gemeinsame Umsetzung des SGB IX im Interesse der Menschen mit Behinderung.

Der Sachverständigenrat der Ärzteschaft der BAR – Wirkung nach innen und außen

von Prof. Dr. Wolfgang Seger, Vorsitzender Sachverständigenrat der Ärzteschaft der BAR

Rehabilitationsleistungen werden für behinderte und von Behinderung bedrohte Personen erbracht, um ihre Selbstbestimmung und ihre volle, wirksame und gleichberechtigte Teilhabe am Leben in der Gesellschaft zu fördern, Benachteiligungen zu vermeiden oder ihnen entgegenzuwirken. Der Behinderungsbegriff des SGB IX setzt unter anderem voraus, dass die körperliche Funktion, geistige Fähigkeit oder seelische Gesundheit von dem für das Lebensalter typischen Zustand abweicht. Für das Erkennen, die Durchführung sowie Nachsorge insbesondere medizinischer Rehabilitationsmaßnahmen ist somit ärztliche Kompetenz unerlässlich. Ärzte sind oft die ersten professionellen Akteure, die einen möglichen Bedarf an Leistungen zur Teilhabe erkennen, über geeignete Leistungen beraten und die Betroffenen bei der Antragstellung von Teilhabeleistungen auf dem Weg zur Rehabilitation unterstützen. Mit dem Sachverständigenrat (SVR) der Ärzteschaft steht der BAR ein kompetentes ärztliches Expertengremium der verschiedensten Fachrichtungen und Funktionen zur Verfügung. Mitglieder des Sachverständigenrates der Ärzteschaft haben die BAR in ihrem 50-jährigen Bestehen bei der Ausgestaltung und Weiterentwicklung der rehabilitativen Versorgung fortlaufend beraten und unterstützt.

Hierzu stellte der SVR seine Expertise bei der trägerübergreifenden Entwicklung von Grundlagen für die Rehabilitation zur Verfügung, so beispielsweise für die Gemeinsame Empfehlung „Begutachtung nach trägerübergreifenden Grundsätzen", zu den verschiedensten aktuellen Themen im Bereich der Rehabilitation und Teilhabe sowie zur Entwicklung von Praxisleitfäden der Internationalen Klassifikation der Funktionsfähigkeit und Gesundheit (ICF) bis hin zur Erarbeitung grundsätzlicher Positionen mit Bedeutung für die Weiterentwicklung der Rehabilitation.

Dazu zählte auch die Verankerung eines nationalen Entwurfs der Deutschen Gesellschaft für Sozialmedizin und Prävention zur Systematik von personenbezogenen Faktoren der ICF in die Empfehlungen der BAR. Mit Blick auf die demographischen Herausforderungen wurde ein Grundsatzpapier zur Bedeutung von Multimorbidität für rehabilitationsbedürftige Menschen und ein Konzept für die Rehabilitation funktionell schwerstgeschädigter Versicherter, die längerfristig intensivpflichtig sind, erarbeitet. Es wurde eine Informationsbroschüre zu häufig gestellten Fragen zur sozialmedizinischen Begutachtung erstellt sowie eine zukunftsweisende Analyse zu Herausforderungen bei der Weiterentwicklung der Rehabilitation durchgeführt. Im Fokus standen dabei insbesondere der Erhalt beziehungsweise die Wiederherstellung der Erwerbsfähigkeit auch für ältere Arbeitnehmer, die Stärkung von Autonomie und Selbstbestimmung nicht (mehr) erwerbsfähiger Menschen, die Rehabilitation als ganzheitlicher Prozess über die Grenzen der Versorgungsbereiche hinweg sowie der dringende Handlungsbedarf, vorhandene wissenschaftliche Erkenntnisse verstärkt zu nutzen und Rehabilitation in die Aus-, Fort- und Weiterbildung der professionellen Akteure angemessen zu integrieren. Immer wieder standen auch Überlegungen einer sach- und fachgerechten, pädagogisch und zielgruppenorientiert aufbereiteten Weiterbildung im Mittelpunkt. Besonderes Beispiel hierfür sind die Praxisleitfäden zur ICF für niedergelassene Ärzte, Personal an Rehabilitationskliniken und Krankenhäusern wie auch für in der beruflichen Rehabilitation tätige Akteure. Diese Aktivitäten hatten zugleich das Ziel, eine möglichst einheitliche Anwendung der Grundlagen der ICF zu fördern. Inzwischen sind die Praxisleitfäden in der zweiten Auflage erschienen und als gern in die Hand genommene und lebhaft nachgefragte Schulungsmaterialien nicht mehr wegzudenken.

Derzeit wird eine weitere Arbeitshilfe zur Erhebung von Kontextfaktoren erarbeitet, um deren Nutzung für die frühzeitige Erkennung und Feststellung von Teilhabebedarfen sach- und fachgerecht zu fördern. In die Diskussion im Gesetzgebungsverfahren zum Bundesteilhabegesetz hat sich der SVR mit einer vielbeachteten Stellungnahme zur sachgerechten Auswahl des leistungsberechtigten Personenkreises durch eine kompetente fachliche Orientierung am bio-psycho-sozialen Modell und der darauf gründenden ICF eingebracht. Mitglieder des SVR haben im Redaktionsteam zur Herausgabe des umfassenden und didaktisch modern aufbereiteten Wegweisers der BAR an einem aktuellen und vollständigen Überblick über alle Aspekte der Rehabilitation und Teilhabe wie auch als Autoren mitgearbeitet.

Mit den Fortschritten der Hochleistungsmedizin ist auch die Rehabilitationsmedizin einem Wandel unterworfen. So sind in den vergangen Jahren die Überlebenschancen nach Polytraumatisierung gestiegen. Die Anforderungen an eine nachfolgende Rehabilitation haben damit aber ebenfalls zugenommen, um nach komplexen Verletzungen trotz verbleibender psychischer und körperlicher Einschränkungen eine gute Lebensqualität, eine Rückkehr an den Arbeitsplatz und eine möglichst umfassende familiäre und gesellschaftliche Teilhabe anzustreben. Der SVR überprüft, welche Wege für eine Weiterentwicklung der

Traumarehabilitation eingeschlagen werden müssen. Hochleistungsmedizin und Hochleistungsrehabilitation sind zwei Seiten der gleichen Medaille.

Die Anbindung der Mitglieder des SVR an sowohl verschiedene Sozialleistungsträger als auch an Wissenschaft und Praxis der rehabilitativen Versorgung sichert eine kompetente und am aktuellen Stand orientierte Beratung der BAR, ergänzt um die Hinzuziehung externer Experten je nach Beratungsgegenstand. Diese breit angelegte Expertise des SVR, ergänzt um persönliche Erfahrungen und Kompetenzen in Rehabilitationsfragen, aber auch kritische und gegebenenfalls divergente, transparente und ergebnisoffene Erörterungen, wird mit dem Ziel einer konsensualen trägerübergreifenden Ergebnisorientierung zum Wohle der Versicherten der Solidargemeinschaft eingesetzt.

Eine gegenseitige Information von Sachverständigenrat der Ärzteschaft und BAR über Entwicklungen im Bereich der Rehabilitation und Teilhabe sichert vor dem Hintergrund einer 50-jährigen produktiven Zusammenarbeit den Erfolg für weitere sach- und fachverständige sowie innovative Entwicklungsprojekte der zukünftigen rehabilitativen Versorgung.

„Nichts über uns ohne uns" – Partizipation bei der BAR und mit der BAR

von Barbara Vieweg, Stellvertretende Geschäftsführerin
Interessenvertretung Selbstbestimmt Leben
in Deutschland e. V. (ISL)

Die Interessenvertretung Selbstbestimmt Leben in Deutschland – ISL e. V. arbeitet seit Mitte der 1990er Jahre im Sachverständigenrat der Behindertenverbände bei der BAR mit und war unter anderem auch an der Erarbeitung einiger Gemeinsamer Empfehlungen beteiligt.

Eine Mitarbeit auf Ebene der BAR war im Verband zunächst nicht unumstritten, weil wir uns als Selbstvertretungsorganisation nicht als Teil des Rehabilitationssystems verstanden haben. Zu oft wurden die unterschiedlichen Sichtweisen beider Seiten deutlich. Die jahrzehntelange Tradition der bundesdeutschen Behindertenhilfe ist von Sondereinrichtungen gekennzeichnet, die kaum die Selbstbestimmung behinderter Menschen förderten. Menschen mit Behinderungen machten die Erfahrung, dass ihre beantragten Leistungen nicht bewilligt wurden oder sie bei der Antragsbegründung einen großen Rechtfertigungsdruck spürten.

Für eine Mitarbeit bei der BAR war dann schließlich die Erkenntnis ausschlaggebend, dass eine Nichtbeteiligung von Expert*innen in eigener Sache auch keine Lösung darstellt, wenn es um wichtige Themen der Rehabilitation geht. Im Mittelpunkt des Rehabilitationsgeschehens steht der Mensch mit Behinderung, eine wirkungsvolle Beteiligung der Verbände behinderter Menschen an Gemeinsamen Empfehlungen ist damit geradezu unverzichtbar.

Wie sollen Leistungen ausgestaltet sein, damit sie das Leben behinderter Menschen eigenverantwortlicher, bedarfsdeckender und selbstbestimmter ermöglichen? Expert*innen in eigener Sache können und müssen hierzu einen wichtigen Beitrag leisten. In vielen Beratungen auf Ebene der BAR konnte so auch die menschenrechtliche Sicht von Behinderung vermittelt werden. Menschen mit Behinderungen sind Inhaber*innen von Rechten, die durch einen an der Person ausgerichteten Rehabilitationsprozess verwirklicht werden müssen.

Schon mit dem Sozialgesetzbuch IX im Jahre 2001 wurden sowohl die Rolle der BAR als auch die Beteiligungsrechte von Organisationen der Menschen mit

Behinderungen gestärkt. „Nichts über uns ohne uns" wurde in einigen Gemeinsamen Empfehlungen praktisch realisiert. Durch die Beteiligung der Expert*innen in eigener Sache konnten damit auch die unterschiedlichen Interessenslagen der Träger der Rehabilitation und der Verbände behinderter Menschen deutlich gemacht werden und damit zu neuen Erkenntnissen und Ergebnissen führen.

An dieser Stelle sollen einige Maßstäbe setzende Gemeinsame Empfehlungen genannt werden: Selbsthilfeförderung, Persönliches Budget, Unterstützte Beschäftigung. Bereits in den 1990er Jahren wurde auf Initiative der BAR die berufliche Rehabilitation behinderter Frauen aufgegriffen und gemeinsam mit den Verbänden behinderter Menschen ein Schulungskonzept entwickelt.

Die Beteiligungsrechte wie sie mit dem SGB IX entstanden sind, führten auch zu einem gewachsenen Selbstbewusstsein der Verbandsvertreter*innen in den Beratungen. Konfliktpunkte wurden offen angesprochen. So hat der Sachverständigenrat der Behindertenverbände ein Urteil aus dem Jahr 2013 zum Anlass genommen, eine Stellungnahme zum Wunsch- und Wahlrecht behinderter Menschen zu erarbeiten. Dieses muss im Rahmen des Rehabilitationsprozesses durchgängig beachtet werden, nur dann steht der Mensch mit Behinderung im Mittelpunkt und die Leistung kann personenzentriert erfolgen.

Partizipation ganz praktisch – mit dem Bundesteilhabegesetz wurden die Aufgaben der BAR geschärft:

> „ (…) Förderung der Partizipation Betroffener durch stärkere Einbindung von Selbsthilfe- und Selbstvertretungsorganisationen von Menschen mit Behinderungen in die konzeptionelle Arbeit der BAR und deren Organe…" (§ 39, Abs. 7 SGB IX).

Mit der Neukonzeption des Sachverständigenrates der Behindertenverbände zu einem Sachverständigenrat Partizipation wurden zunächst begrifflich die Weichen gestellt. Eine Einbindung in die konzeptionelle Arbeit der BAR hebt die Partizipation auf eine neue Stufe. Nunmehr geht es nicht nur um die Mitarbeit bei Gemeinsamen Empfehlungen, sondern auch um die Einflussnahme auf neue Vorhaben der BAR. Ein gelungenes Beispiel aus jüngster Vergangenheit sind die trägerübergreifenden Beratungsstandards der Rehabilitationsträger. Hier haben die Vertreter*innen der Verbände behinderter Menschen wichtige Impulse aus ihrer langjährigen Beratungserfahrung einfließen lassen können. Vor allem die Beratung nach der Methode des Peer Counseling sei hier hervorgehoben. Diese Beratungsstandards sind jetzt auch für die Ergänzende unabhängige Teilhabeberatung von großem Interesse.

Die Einbeziehung behinderter Expert*innen zeigt sich auch an ihrem praktischen Einsatz als Referent*innen in den Seminarangeboten der BAR. Mit einem

Beitrag zum Beispiel unter dem Titel „Das SGB IX aus Sicht von Menschen mit Behinderungen" können deren Erfahrungen und Forderungen in die Weiterbildung von Mitarbeiter*innen der Rehabilitationsträger eingebracht werden und so einen wichtigen Beitrag für eine menschenrechtsbasierte Behindertenhilfe leisten.

Damit setzt die BAR den Grundsatz „Nichts über uns ohne uns" konsequent um.

Der leistende Reha-Träger als Agent

von Dr. Stefan Schüring, Fachbereichsleiter Teilhabeverfahrensbericht, Systembeobachtung und Forschung, Bundesarbeitsgemeinschaft für Rehabilitation e. V. (BAR)

Die Transaktionen im Reha-System zeichnen sich gemäß der Prinzipal-Agenten-Theorie durch die Handlungen mehrerer Akteure aus, die in einem arbeitsteiligen Prozess die Zielsetzung des Rehabilitanden (Prinzipal) als Auftraggeber verfolgen (sollten). Der Träger wird demnach als Agent des Prinzipals tätig und übt in seinem Handlungsrahmen zum Wohlergehen des Prinzipals eine oder mehrere Tätigkeiten aus.

Aus diesem Zusammenspiel erwachsen gemäß der Prinzipal-Agenten-Theorie anreizorientierte Problemstellungen, die im Reha-System durch zahlreiche Instrumente und Institutionen umgangen werden. Die Aufgaben und Möglichkeiten der Bundesarbeitsgemeinschaft für Rehabilitation zählen ebenfalls dazu.

Die Akteure im Reha-System

Im Reha-System treffen die Leistungsberechtigen im Falle eines Anspruchs auf neun mögliche Kostenträger. Zusammen mit den fünf Leistungsgruppen der

- medizinischen Rehabilitation,
- Teilhabe am Arbeitsleben,
- unterhaltssichernden und anderen ergänzenden Leistungen
- Teilhabe an Bildung und
- sozialen Teilhabe

ergeben sich insgesamt 28 Kombinationsmöglichkeiten aus Zuständigkeit und Leistungsgruppenanspruch. Dies lässt die jeweiligen Vorrangigkeitsprüfungen und Variationen paralleler beziehungsweise koordinierter (Mehrfach-) Zuständigkeit noch außer Acht. Aufgrund dieser vorherrschenden Komplexität ist der Leistungsberechtige oftmals auf kompetente Beratung und Informationen angewiesen. Erster Ansprechpartner ist oftmals ein Reha-Träger.

Der Reha-Träger auf der anderen Seite muss zur Prüfung der Voraussetzung der Leistungsgewährung über möglichst spezifische Informationen verfügen, um den Leistungsanspruch angemessen zu prüfen und gegebenenfalls unter den Reha-Trägern zu koordinieren.

Zur eigentlichen Leistungserbringung kommt zudem der Erbringer ins Spiel. Es entsteht das soziale Dreiecksverhältnis, in welchem der Berechtigte einen Anspruch an den Träger geltend macht, welcher wiederum die Leistung am Teilhabeberechtigen gegenüber dem Erbringer erstattet.

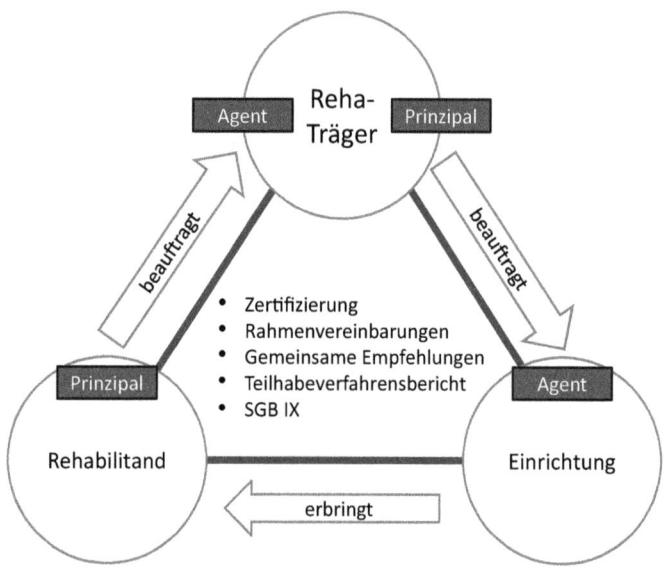

Das soziale Dreiecksverhältnis als Agency Problem

Asymmetrie der Information

In diesem Dreieck ist die Annahme vollständiger Information zwischen den Akteuren nicht gegeben. Die Prinzipal-Agenten-Theorie zeigt Handlungsoptionen bei asymmetrischer Informationsverteilung zwischen dem Leistungsberechtigten und den weiteren Handlungsbeteiligten im Rehabilitationsprozess auf.

Der Leistungsberechtigte trägt als Prinzipal seinen Teilhabebedarf an den Rehabilitationsträger heran und übergibt Aufgaben und Entscheidungskompetenzen zur Leistungsgewährung an den Reha-Träger. Der Reha-Träger wird in diesem Moment zum Agenten des Leistungsberechtigten. Ein Agent zeichnet sich auch dadurch aus, dass er einen Informationsvorsprung gegenüber dem Rehabilitanden hat. Dieser Vorsprung bezieht sich auf den Umfang des Leistungsanspruchs, die Auswahl und Qualität der Leistungserbringung und die Möglichkeiten der Inanspruchnahme trägerübergreifender Planung.

Der leistende Reha-Träger wird beauftragt im Sinne des Teilhabeberechtigten, eine Leistung nicht nur in Kostenträgerschaft zu bezahlen oder zu beauftragen, sondern auch die Interessen gegenüber anderen Reha-Trägern „aus einer Hand" zu wahren. Koordiniert der leistende Träger zwischen der Erbringung mehrerer Träger, agiert dieser in einer Doppelrolle. In der Interaktion zum Leistungsberechtigten agiert er als Agent und in der Beziehung zwischen weiteren beteiligten Reha-Trägern und den Leistungserbringern wird er zum Prinzipal. Neben dem Informationsvorsprung haben Agenten zudem eigene Interessen.

Im Sinne ihrer beitragszahlenden Mitglieder liegt eines dieser Interessen im wirtschaftlichen und sparsamen Haushalten. Der Leistungsberechtigte muss darauf vertrauen, dass der Träger unter Beachtung seiner wirtschaftlichen Möglichkeiten die Leistungsgewährung im Sinne des Anspruchsberechtigen ausführt, ohne dass dieser die Qualität der Leistungsgewährung objektiv beurteilen kann.

Insgesamt lassen sich drei Arten asymmetrischer Informationsverteilung voneinander abgrenzen:

- hidden characteristics
- hidden actions
- hidden intentions

Bei den verborgenen Eigenschaften (hidden characteristics) handelt es sich um unveränderbare (im Sinne kostenneutraler) Eigenschaften der Leistungserbringung. Im Falle der Leistungserbringung durch eine Reha-Einrichtung liegen dem Reha-Träger im Vorfeld keine Informationen darüber vor, wie die Qualität der Leistungserbringung erfolgt. Daraus resultiert die Gefahr der adversen Selektion des Leistungserbringers, also des Risikos der Auswahl eines unerwünschten Vertragspartners.

Werden keine Lösungsansätze zur Beseitigung der Problematik verfolgt, führt die systematische adverse Selektion zur Verdrängung guter Qualitäten der Leistungserbringung. Den Nachweis hierüber führten G. Akerlof, J. Stiglitz und M. Spence und erhielten für das sogenannte „Lemons-Problem" im Jahr 2001 den Nobelpreis für Wirtschaftswissenschaften.

Im Lemons-Problem untersuchte Akerlof den Gebrauchtwagenmarkt in den USA. Dort werden die problembehafteten „Montagsautos" als Zitronen (Lemons) bezeichnet. Da ein potentieller Käufer eines Gebrauchtwagens im Vorfeld nicht beurteilen kann, ob es sich bei einem Auto um ein Montagsauto handelt, ist er auch nicht bereit, den angemessenen höheren Preis zu zahlen, sollte das Auto keine Mängel aufweisen. In der Folge sind alle Käufer von Gebrauchtwagen ausschließlich bereit, niedrige Preise zu zahlen, und qualitativ hochwertige Gebrauchtwagen verbleiben in den Verkaufshallen der Verkäufer.

Da sich die guten Qualitäten folglich nicht verkaufen lassen, verschwinden diese aus den Angeboten und vom Markt.

Ein Beispiel für die Umgehung dieser Problematik sind TÜV-Siegel für gute Gebrauchtwagen oder das Welt-Auto-Programm der Volkswagen AG. Dort werden, zum Beispiel durch Garantieverlängerungen, Qualitätsstandards signalisiert, die dem Käufer zeigen, dass es sich um qualitativ höherwertige Autos handeln soll, welche einen höheren Preis rechtfertigen.

Auch für Reha-Träger werden daher Informationen als Lösungsansätze bereitgehalten, welche die Informationsasymmetrie beseitigen sollen. Hierzu zählen die gesetzlich vorgeschriebenen Zertifizierungen für die Qualität der Leistungserbringung durch die Vereinbarung auf Ebene der BAR. Die Vorschriften zur Qualitätssicherung sollen sicherstellen, dass Reha-Einrichtungen in einem kontinuierlichen Verfahren Identifizierung, Analyse und Verbesserung von Struktur-, Prozess- und Ergebnisqualität ermöglichen.

Ein weiteres Beispiel für die Kodifizierung guter Standards zur Leistungserbringung sind die Rahmenempfehlungen zur medizinischen Rehabilitation der BAR, welche ebenfalls darauf abzielen, dass die Leistungserbringung nach einheitlich hohen Anforderungen erfolgt. In der Folge kann gewährleistet werden, dass Qualitätsstandards eingehalten und eine angemessene Vergütung der Leistungserbringer nach einheitlichen Mindeststandards der Leistungserbringung ermöglicht wird. Auch eine rahmenvertragliche Vereinbarung zu § 38 SGB IX würden diese systemrelevante Anforderung sicherstellen.

Rehabilitation als Vertrag

Mit einem Antrag auf Rehabilitation bahnt sich zwischen dem Rehabilitanden und der Kostenträger ein Kontrakt an. Der Rehabilitand zum Beispiel einer Rentenversicherung schließt einen impliziten Vertrag mit dem Agenten, in denen sich beide Seiten zur Erfüllung einer Leistung vereinbaren.

Der Versicherte vereinbart, dass er zum Erhalt seiner Arbeitsleistung rehabilitiert werden möchte (und weiterhin Sozialversicherungsbeiträge entrichtet) und die Rentenversicherung verpflichtet sich, dass im Gegenzug die Kosten der Reha-Maßnahme übernommen werden.

In dieser Konstellation zeigt die Prinzipal-Agenten-Theorie Lösungsansätze zur Überwindung von systembedingten Problemen. Hier können drei verschiedene Phasen unterschieden werden, in denen Lösungen für anreizorientiere Probleme (Moral-Hazard) Anwendung finden:

1. in der Anbahnungsphase des Vertrages, also bei der Beantragung einer Leistung,
2. in der Durchführungsphase einer Maßnahme
3. oder in der anschließenden Wiedereingliederung.

Während der Anbahnungsphase unterstützten die Träger den Versicherten durch eine Vielzahl von Informationsangeboten zur Leistungsgewährung, so dass dieser sich einen Überblick über seine Ansprüche verschaffen kann. Ergänzt wird dieses Informationsangebot durch die EUTB, die „Ergänzende unabhängige Teilhabeberatung". Die Einbindung Dritter dient dem Ziel, das Informationsangebot neutral zu vermitteln. Dies betrifft insbesondere Fragen zur Zuständigkeit.

Bei der Klärung der Zuständigkeit bestünde aufgrund der unzureichenden Information die Möglichkeit, dass es zu einer langen Entscheidungsdauer oder einem Hin- und Herschieben von Zuständigkeiten kommt. Um dieser Problematik vorzubeugen, hat der Gesetzgeber im SGB IX sehr konkrete Vorgaben gemacht. Aufgrund der möglichen Fehlanreize soll die Zuständigkeitsklärung zum frühestmöglichen Zeitpunkt und so schnell, vollständig und eindeutig wie möglich erfolgen. Zuständigkeitsfragen dürfen nicht zulasten des Rehabilitanden zu lange ungeklärt bleiben.

Auch die Arbeit der BAR dient der Umsetzung dieser Lösungsansätze, um die systemimmanenten Anreizstrukturen zwischen Prinzipalen und Agenten im Reha-System auszugleichen. Die Gemeinsamen Empfehlungen setzen Standards zur Koordination zwischen dem Träger und dem Rehabilitanden und zur Kooperation zwischen den Reha-Trägern.

Der Teilhabeverfahrensbericht, der ab 2019 jährlich zu erstellen ist, wird zu mehr Transparenz in dieses Zusammenspiel beitragen: Er wird auch Einblicke darüber liefern, wie die dafür etablierten Vorgaben umgesetzt werden.

Weiterentwicklung des gegliederten Sozialleistungssystems aus trägerübergreifendem Blickwinkel

Die inklusive Gesellschaft erfordert Anpassungsleistung an die Bedürfnisse behinderter Menschen!

von Markus Hofmann, Abteilungsleiter Sozialpolitik, Deutscher Gewerkschaftsbund (DGB) – Bundesvorstand

Im März 2009 ist in Deutschland die UN-Behindertenrechtskonvention (UN-BRK) in Kraft getreten. Diese ist zweifelsohne ein Meilenstein in der Behindertenpolitik. Behinderung wird hier als normaler Bestandteil menschlichen Lebens und als Bereicherung einer vielfältigen Gesellschaft verstanden. Für Gewerkschaften ist hier von besonderer Bedeutung, dass die UN-BRK eine Arbeitswelt fordert, in der Menschen mit und ohne Behinderung die gleichen Chancen auf sichere und gesunde Arbeitsbedingungen haben.

„Inklusion" ist dabei das entscheidende Stichwort. Inklusion erfordert Anpassungsleistungen der gesamten Gesellschaft an die Bedürfnisse behinderter Menschen und nicht umgekehrt. Damit wird im Ergebnis eine barrierefreie Gesellschaft, in der alle Menschen gleichberechtigt zusammenleben, eingefordert. Das mit den Änderungen im Schwerbehindertenrecht und Verbesserungen in der Einkommens- und Vermögensberücksichtigung im SGB XII sowie der Erhöhung des Schonvermögens für Bezieher von SGB XII-Leistungen ab 2017 in Kraft getretene Bundesteilhabegesetz (BTHG) war ein erster großer gesetzgeberischer Schritt in Richtung einer inklusiven Gesellschaft. Von gleichberechtigter gesellschaftlicher und beruflicher Teilhabe sind wir in Deutschland dennoch weit entfernt.

Was bleibt zu tun?

Für Kinder und Jugendliche mit Behinderung muss der Weg zur inklusiven Bildung geebnet werden. Immer noch landen viel zu viele von ihnen nach dem Besuch von Förderschulen nahezu automatisch in einer Werkstatt für behinderte Menschen Um dies möglichst zu verhindern, bedarf es neben verbindlichen Zielsetzungen der Bundesländer zur inklusiven Bildung einer bedarfsgerechten Finanzierung durch ebendiese Bundesländer. Denn gemeinsames Lernen in der Schule von behinderten und nichtbehinderten Menschen ist oft die Vorstufe zur gemeinsamen Berufsausbildung und zu gemeinsamem Arbeiten.

Damit eine gemeinsame betriebliche Ausbildung möglich wird, braucht es aber auch in den Betrieben und Verwaltungen mehr Ausbildungsplätze für Jugendliche mit Behinderung. Gleichzeitig ist eine bessere Kooperation von Schule, Elternhaus, Unternehmen und Bundesagentur für Arbeit notwendig, die den Weg in die betriebliche Ausbildung eröffnet.

Nach der Ausbildung ist entscheidend, dass Menschen mit Behinderung einen Zugang zum Arbeitsmarkt und damit ganz schlicht eine Stelle in einem Unternehmen erlangen. In der Realität stellt dies für behinderte Menschen allerdings ein erhebliches Problem dar und dies, obwohl Betriebe mit mehr als 20 Beschäftigten der gesetzlichen Pflicht unterliegen, fünf Prozent ihrer Arbeitsplätze mit schwerbehinderten Menschen zu besetzen. Die tatsächliche Beschäftigungsquote stagniert dagegen seit Jahren. So betrug sie im Jahr 2017 gerade einmal 4,6 Prozent. Dabei weisen die privaten Arbeitgeber eine Beschäftigungsquote von 4,1 Prozent und die öffentlichen Arbeitgeber von 6,5 Prozent aus. Ein Viertel der beschäftigungspflichtigen Unternehmen – immerhin 42.218 – beschäftigt keinen einzigen schwerbehinderten Menschen. Dieser Anteil ist in den vergangenen Jahren gleichbleibend hoch, zuletzt sogar gestiegen.[1] Und das alles vor dem Hintergrund, dass die Unternehmen landauf landab über zu wenig Fachkräfte klagen.

Für den DGB ist klar, dass ohne ein deutlich größeres Engagement der Unternehmen sich hier kaum etwas zum Besseren verändern wird. Gerade private Arbeitgeber müssen daher stärker als bislang dazu angehalten werden, ihre Beschäftigungspflicht schwerbehinderter Menschen ernst zu nehmen. Einen Weg dazu stellt die deutliche Anhebung der Beiträge zur Ausgleichsabgabe dar, zumindest für die Unternehmen, welche beharrlich die Beschäftigungsquote gar nicht beziehungsweise nur unzureichend erfüllen.

Ein Großteil der betroffenen Menschen erwirbt seine Behinderung im Laufe des (Erwerbs-)Lebens. Dies zu verhindern ist Aufgabe der Leistungen zur Teilhabe nach dem SGB V, VI und VII, insbesondere den Leistungen zur medizinischen Rehabilitation. Hier versucht das BTHG mit Kapitel 4 des SGB IX, über das Teilhabeplanverfahren und die einheitliche und nachprüfbare Bedarfsermittlung die Personenzentrierung und damit die Wirksamkeit der Maßnahmen und die umfassende Teilhabe der Rehabilitanden sicher zu stellen. Im Endeffekt zielt dies auf eine bessere Zusammenarbeit der Rehabilitationsträger, mehr Klarheit und Verbindlichkeit und schnellere Entscheidungen im Verfahren ab.

---

1 Alle Angaben laut Statistik der Bundesagentur für Arbeit: Der Arbeitsmarkt in Deutschland 2018, Schwerbehinderte Menschen in Beschäftigung (Anzeigeverfahren 2019).

Obwohl sich die Reha-Träger hier auf Ebene der Bundesarbeitsgemeinschaft für Rehabilitation e.V. (BAR) schon auf eine neue Gemeinsame Empfehlung Reha-Prozess, welche die Neuregelungen des SGB IX berücksichtigt, verständigt haben, wird es noch einige Zeit dauern, bis die Implementierung der neuen Vorgehensweisen fruchtet. Gerade auch die Zusammenarbeit zwischen Sozialversicherung und Eingliederungshilfe will neu gelernt sein. Der Blick über den Tellerrand des eigenen Rechtsgebiets hinaus, das umfassende Ermitteln von Reha-Bedarfen des Rehabilitanden nach dem bio-psycho-sozialen Modell – auch wenn den Bedarfen keine Leistungen aus dem eigenen Leistungskatalog gegenüberstehen –, der niedrigschwellige Zugang zu den Leistungen, das auf Augenhöhe mit dem Rehabilitanden agieren, die notwendige Vernetzung mit allen anderen Reha-Trägern, das alles erfordert ein grundsätzliches Umdenken im Antrags- und Verwaltungsverfahren, wird nachhaltig die Aufbau- und Ablauforganisation aller Reha-Träger beeinflussen, mehr Personal für den Beratungsdienst und das Reha-Fallmanagement sowie gezielte und umfassende Schulungen für Sachbearbeiter und Berater erfordern. Auch hier gilt: Inklusion erfordert die Anpassungsleistung der Leistungsträger an die Erfordernisse behinderter oder von Behinderung bedrohter Menschen und nicht umgekehrt.

Partizipation: Über uns nur mit uns!

von Verena Bentele, Präsidentin Sozialverband VdK
Deutschland e. V.

Die Bundesarbeitsgemeinschaft für Rehabilitation e.V. (BAR) feiert in diesem Jahr ihren 50. Geburtstag, die Ratifikation der Behindertenrechtskonvention der Vereinten Nationen (UN-BRK) durch Deutschland feiert ihr zehnjähriges Jubiläum. Beide Ereignisse sind Anlass, einen kritischen Blick auf die bisher erreichten und die notwendigen Standards der Einbeziehung und Beteiligung der Menschen mit Behinderungen und ihrer Organisationen zu werfen.

Partizipation ist als allgemeiner Grundsatz der UN-BRK und durch seinen engen Zusammenhang mit Inklusion eines der wichtigsten Prinzipien des Übereinkommens und Leitlinie behindertenpolitischen Handelns. Aus politikwissenschaftlicher Sicht geht es um die „Einflussnahme von Menschen auf zentrale Entscheidungen" im politischen oder sozialen Bereich. Art. 4 Abs. 3 UN-BRK verpflichtet die Vertragsstaaten zur aktiven Einbeziehung der Menschen mit Behinderungen in Entscheidungsprozesse, die sie selbst betreffen. Welcher Entscheidungsprozess könnte für Menschen mit Behinderungen zentraler sein als die Entscheidung des Reha-Trägers über Teilhabeleistungen?

Obwohl der Zusammenschluss der Rehabilitationsträger viele Chancen bietet, den Reha-Prozess qualitativ erfolgreich zu gestalten, ist das eigentliche Ziel des SGB IX – die Leistungserbringung „wie aus einer Hand" – seit seinem Inkrafttreten im Jahr 2001 leider noch nicht erreicht worden.

Mit dem Bundesteilhabegesetz (BTHG) ist die BAR in ihren Möglichkeiten der Koordinierung wie auch die Verpflichtung zur Beteiligung behinderter Menschen und ihrer Verbände gestärkt worden: Es ist zu begrüßen, dass prinzipiell ein einziger gestellter Leistungsantrag ausreicht, um ein umfassendes Prüf- und Entscheidungsverfahren in Gang zu setzen und der nach § 14 SGB IX zuständige „leistende Rehabilitationsträger" ermächtigt und verpflichtet wird, den Bedarf trägerübergreifend zu ermitteln und festzustellen sowie einen einheitlichen Bescheid zu erstellen. Dies entspricht der Rechtsprechung des Bundessozialgerichts und einer unserer seit vielen Jahren gestellten VdK-Forderungen.

Bei der Erarbeitung trägerübergreifender Beratungsstandards soll nach dem BTHG die Lebenserfahrung von Menschen mit Behinderungen durch die Beratungsmethode des Peer Counseling berücksichtigt und gefördert werden. Ebenso muss die Partizipation Betroffener durch die stärkere Einbindung von

Verbänden sowie Selbsthilfe- und Selbstvertretungsorganisationen von Menschen mit Behinderungen in die konzeptionelle Arbeit der Bundesarbeitsgemeinschaft für Rehabilitation und deren Organe gefördert werden.

Was bedeutet dieser Auftrag aus dem BTHG nun konkret am Beispiel der Gemeinsamen Empfehlungen (GE)? Bereits im Prozess der Entstehung der GE ist die Perspektive der Betroffenen zu berücksichtigen. Es nützt nichts, wenn die Reha-Träger lediglich eine idealtypische Beschreibung dessen, was ohnehin im Gesetz steht, noch einmal in den Gemeinsamen Empfehlungen nacherzählen. Durch eigenes Erleben sind Menschen mit Behinderungen als Experten in eigener Sache diejenigen, die viele Gelingensfaktoren erfolgreicher Reha erkennen. Durch eigene Erfahrungen einerseits und die Kenntnisse aus der Rechtsberatung andererseits ist das notwendige Problembewusstsein bezüglich der häufig fehlenden Zusammenarbeit der Träger, der teils mangelnden Barrierefreiheit von Angeboten und der nicht immer optimalen Passgenauigkeit von medizinischen und beruflichen Reha-Angeboten sowie Defizite bei der Berücksichtigung des Wunsch- und Wahlrechts vorhanden.

Aus Sicht des VdK sollten die Arbeitsergebnisse der BAR für die Rehabilitationsträger verpflichtend und sanktionsbewährt sein und nicht nur Empfehlungscharakter haben. Es steht den Trägern der Jugendhilfe und der Eingliederungshilfe frei, den Gemeinsamen Empfehlungen beizutreten[1]. Tun sie dies nicht, übernehmen sie nicht die dort formulierte Pflicht zur aktiven Einbeziehung und Aufklärung der Leistungsberechtigten. Diese Normierung wird nicht ausreichen, um Partizipation strukturell zu verbessern.

Mit der Stärkung der Partizipation auf Ebene der BAR wird es eine Neukonzeption des Sachverständigenrats der Behindertenverbände geben. Er wird zum „Sachverständigenrat Partizipation". Ziel ist die Konkretisierung des Selbstverständnisses, eine klarere Aufgabenstellung und eine Stärkung der eigenen Rolle in Bezug auf Rehabilitation, Teilhabe und Inklusion. Die Vielfalt von Behinderungsarten und -formen soll zukünftig besser im Gremium abgebildet werden, um den spezifischen Lebenslagen von möglichst vielen der über zehn Millionen Menschen mit Behinderungen zu entsprechen.

Partizipation auf der Ebene der Interessenvertretungen behinderter Menschen zu stärken, muss aber auch bedeuten, dass die den Verbänden sowie Selbsthilfe- und Selbstvertretungsorganisationen entstehenden Kosten der Beteiligung erstattet werden. Auch müssen Ressourcen bereitgestellt werden, die überhaupt erst eine informierte und qualifizierte Beteiligung ermöglichen, zum Beispiel die

---

[1] § 26 Abs. 5 Satz 2 SGB IX.

barrierefreie und verständliche Aufbereitung von Fachinformationen und der Zugang zu wissenschaftlichen Erkenntnissen. Ein Vorbild könnte die Patientenvertretung im Gemeinsamen Bundesausschuss GBA sein.

Klar ist: Nichts über uns ohne uns – das Motto aus der UN-Behindertenrechtskonvention ist eine Verpflichtung, deren Erfüllung konkretes Handeln erfordert. Zukünftig erfolgreich zu arbeiten kann immer nur heißen, dass die kritische Perspektive der Menschen mit Behinderungen von Anfang an, auf Augenhöhe und ohne Vorbehalte einbezogen wird.

Reha ist die Gesundheitspolitik des 21. Jahrhunderts

von Eckehard Linnemann, Alternierender Vorsitzender
BAR- Mitgliederversammlung

Fachkräftemangel, die Sicherstellung eines auskömmlichen Alterseinkommens und die selbstbestimmte Gestaltung des Übergangs vom Erwerbsleben in die Rente erfordern einen möglichst langen Erhalt der Gesundheit und Beschäftigungsfähigkeit. Die wichtigste Aufgabe von Reha für Erwerbstätige ist die Sicherstellung der Erwerbsfähigkeit bis zum Erreichen der Regelaltersgrenze und damit einer nachhaltigen Teilhabe am Arbeitsleben.

Das von vielen angestrebte und bisher weit verbreitete Leitbild eines möglichst frühen Ausstiegs aus dem Arbeitsleben (vorzeitiger Rentenbeginn mit Abschlägen, Erwerbsminderungsrente/EM-Rente) ist für die meisten Versicherten keine wirkliche Alternative. Reha ist einer der wichtigsten Ansätze, um EM-Renten zu vermeiden oder möglichst lange hinauszuzögern. Reha kann insofern auch einen wichtigen Beitrag zur Vermeidung von Altersarmut leisten.

Es kommt deshalb zukünftig verstärkt darauf an, die Erwerbsfähigkeit in den individuellen Arbeits- und Lebenswelten der Beschäftigten zu erhalten, abzusichern und damit künftige Altersarmut zu verhindern. Reha ist eine lohnende Investition in die Erhaltung der Erwerbsfähigkeit und Teilhabe am Arbeitsleben und damit in die Funktionsfähigkeit einer Gesellschaft.

Mit dem längeren Verbleib im Erwerbsleben gelangen neue Themen in die Arbeitswelt. Chronische Erkrankungen, die bislang erst in der Rentenphase deutlich wurden, wachsen gewissermaßen in die Arbeitsphase hinein. Durch die Erhöhung des Rentenzugangsalters ergibt sich ein erweitertes Krankheitsspektrum im Bereich der Erwerbstätigen. Die mehrjährige Beschäftigung von Langzeitkranken mit mehreren chronischen Erkrankungen wird immer mehr zu einem realistischen Szenario für die nächsten 30 bis 50 Jahre.

Der Bedarf nach Reha-Leistungen wird in den nächsten zehn Jahren durch Baby-Boomer und die Notwendigkeit, Reha-Maßnahmen für Jüngere früher anzubieten (Adipositas, Diabetes 2, psychische Erkrankungen), vermutlich nicht geringer, sondern vielleicht sogar ansteigen. Da viele dieser Erkrankungen mit direkter oder indirekter psychischer Beeinträchtigung verbunden sind, wächst der Stellenwert der psychotherapeutischen Versorgung und Prävention.

Die Erhaltung der Gesundheit kann für viele Beschäftigte jedoch nur durch gezielte Maßnahmen und Interventionen kompetenter Sozialversicherungsträger (SV-Träger) sichergestellt werden. Dabei nimmt die Rentenversicherung (RV) mit ihrem gesetzlichen Auftrag, die Beschäftigungsfähigkeit zu erhalten, eine besondere und herausragende Rolle ein, trägt sie doch letztlich neben dem Beschäftigten die Verantwortung für die Zielerreichung.

Um dies zu organisieren und sicherzustellen, bedarf es einer engen Zusammenarbeit von Gesetzgeber, Sozialpartnern und SV-Trägern. Der Gesetzgeber wendet sich den angesprochenen Themenkomplexen bereits seit vielen Jahren zu. Beispielhaft genannt seien hier nur die Regelungen im Arbeitsschutz mit dem Arbeitsschutzgesetz, die Regelungen zur Altersteilzeit und das SGB IX im Jahr 2001. Die praktischen Erfahrungen mit der Umsetzung der Gesetze, die Wirkungen des demographischen Wandels und die oben dargestellten Zusammenhänge und Notwendigkeiten haben den Gesetzgeber insbesondere in der letzten Legislaturperiode zu weiteren Änderungen der gesetzlichen Rahmenbedingungen veranlasst.

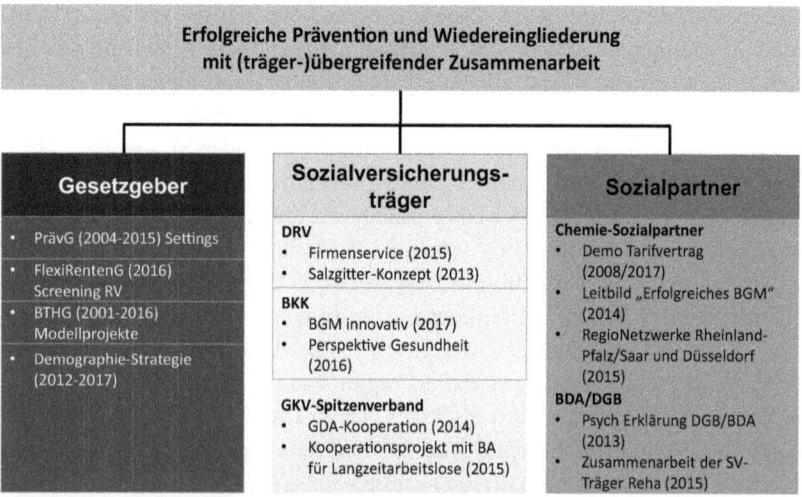

Prävention und Wiedereingliederung

Mit Bundesteilhabegesetz (BTHG), Präventionsgesetz und Flexirentengesetz wurden gesetzliche Grundlagen geschaffen, um insbesondere die Zusammenarbeit der SV-Träger verlässlicher und verbindlicher zu gestalten. Viele

Regelungen konnten erst in Ansätzen realisiert werden. Die Konzepte und Erfahrungen für eine zukunftsfähige Prävention und Rehabilitation bedürfen angesichts des gesellschaftlichen Wandels und neuer Anforderungen einer ständigen Überprüfung und gegebenenfalls Anpassung.

Reha wird zu einem zentralen Element für eine Gesundheitsstrategie des 21. Jahrhunderts. Sie ist als Teil eines Gesamtbehandlungsprozesses zu betrachten und in diesen zu integrieren. Notwendig ist eine engere, systematisch angelegte Zusammenarbeit zwischen Renten- und Krankenversicherung bezogen auf den Gesamtprozess. Für die Reha der Rentenversicherung ist die Sicherstellung einer qualitativ guten Krankenbehandlung vor der Reha durch die Gesetzlichen Krankenversicherungen (GKV) eine wesentliche Voraussetzung, um eine an den gesundheitlichen Einschränkungen orientierte Reha und Wiedereingliederung mit Aussicht auf Erfolg umzusetzen. Das erfordert in der Praxis eine engere, verlässlichere und verbindlichere Zusammenarbeit der Sozialversicherungsträger.

Die konsequente Umsetzung des BTHG durch alle Reha-Träger kann dazu wichtige Beiträge leisten. Die Entwicklung einer trägerübergreifenden, sektorüberschreitenden Informations-, Kommunikations- und Kollaborationskultur sollte als gemeinsames Ziel der Reha-Träger verfolgt werden. Aufgabe der Bundesarbeitsgemeinschaft für Rehabilitation ist es, die SV-Träger und weitere Akteure dabei zu unterstützen und den Prozess voranzutreiben.

Die Zusammenarbeit der SV-Träger braucht auf der regionalen Ebene einen institutionellen Rahmen. Benötigt werden Kooperationsstrukturen in der Region, zum Beispiel in Form regionaler Netzwerke. Dabei kann an die in den letzten Jahren entstandenen Ansätze wie regionale Koordinierungsstellen der GKV, den Firmenservice der DRV und Ansprechstellen nach dem BTHG angeknüpft werden.

Solche regionalen Netzwerke können als institutionelle Basis Sozialpartner und Betriebe einbeziehen und die Zusammenarbeit zum Thema „Gesundheit im Betrieb" vor Ort organisieren. Auch Kommunen und Integrationsämter sollten beteiligt werden.

Aufsuchende Rehabilitation – Erfahrungen und Perspektiven aus trägerübergreifender Sicht

von Dr. Matthias Schmidt-Ohlemann, Vorstandsvorsitzender Bundesarbeitsgemeinschaft Mobile Rehabilitation e. V. (MoRe)

Aufsuchende Rehabilitation wird im Rahmen des deutschen Systems der Rehabilitation als Mobile Rehabilitation bezeichnet und hat seit 2015 eine eindeutige gesetzliche Grundlage in § 40 Abs.1 SGB V. Sie ist Teil der medizinischen Rehabilitation, wird leistungsrechtlich als Sonderform der ambulanten Rehabilitation geführt und derzeit nur von der gesetzlichen Krankenversicherung, der gesetzlichen Unfallversicherung sowie den privaten Krankenversicherungen gewährt und vergütet. Sie ist eine Regelleistung und hat wie andere Formen der ambulanten Rehabilitation Vorrang vor einer stationären Versorgung. Dies spiegelt sich allerdings in den Rahmenempfehlungen zur mobilen geriatrischen und indikationsspezifischen Rehabilitation nicht wider, da sie dort lediglich für den Personenkreis vorgesehen wird, der mittels anderer Rehabilitationsformen keine Rehabilitationschance hat. Diese Begrenzung erweist sich zunehmend als unangemessen einschränkend, da inzwischen gezeigt werden konnte, dass mobile Rehabilitation für eine deutlich größere Klientel zu Hause oder im Pflegeheim oder in Einrichtungen der Eingliederungshilfe wirksam und erfolgreich ist.[1]

Die mobile Rehabilitation wurde konzeptionell seit 1991 in mehreren Modellprojekten entwickelt. Ab 1994 folgten Leistungs- und Vergütungsvereinbarungen mit den Krankenkassen. 2007 wurde durch eine bundesweite Rahmenempfehlung zur mobilen geriatrischen Rehabilitation die Grundlage für die bundesweite Errichtung von Einrichtungen der mobilen geriatrischen Rehabilitation geschaffen. Im Juni 2019 bestehen jedoch nur 18 Einrichtungen der geriatrischen, zwei der neurologischen Rehabilitation und eine der fach- und altersübergreifender mobilen Rehabilitation.

Mobile Rehabilitationsdienste erbringen aufsuchende Rehabilitationsleistungen auf der Basis einer individuellen umfassenden Rehabilitationsplanung durch ein interdisziplinäres Team (Physiotherapie, Ergotherapie, Logopädie,

---

1 Vgl. dazu: Janssen H. et al. 2018 Ermittlung des allgemeinen Rehabilitationsbedarfs und Evaluation Mobiler Geriatrischer Rehabilitation in stationären Pflegeeinrichtungen und der Kurzzeitpflege. Studie im Auftrag des BMG

Rehabilitationspflege, Sozialberatung, Neuropsychologie, Ernährungsberatung) unter ärztlicher Leitung in der Wohnung des Rehabilitanden, in Einrichtungen der Langzeit- und Kurzzeitpflege sowie der Eingliederungshilfe für Menschen mit Behinderungen. Dabei kann das gesamte konkrete Lebensumfeld, also die wichtigen Kontextfaktoren wie die Wohnung und das Wohnumfeld, die Familie und andere Bezugspersonen, in die Rehabilitation direkt einbezogen werden. In Einzelfällen kam die mobile Rehabilitation auch schon am Arbeitsplatz, in der Schule oder in einer Werkstatt für behinderte Menschen erfolgreich zum Einsatz.

Findet die Rehabilitation in der vertrauten Umgebung statt, werden Ängste und Unsicherheiten sowie gegenüber dem Alltag völlig atypische Anforderungen, wie sie in einer Rehaklinik als fremder und fremdbestimmter Umgebung auftreten, vermieden. Die Therapeuten sind Gast in der Lebenswelt der Rehabilitanden und werden in deren selbstbestimmter Lebenswelt tätig. So entfallen die oft schwierigen Gewöhnungs- und Transferprozesse, die beim Übergang von einer stationären Rehabilitation in die eigene Häuslichkeit notwendig werden, um das Erlernte umzusetzen und in das alte, gegebenenfalls neu zu gestaltende Lebensführungskonzept zu integrieren. Die mobile Rehabilitation ist deshalb besonders geeignet, nicht nur funktionelle Ziele zu erreichen sondern auch unmittelbar die Teilhabe zu fördern.

Mobile Rehabilitation schließt stets ein Case-Management der sozialen Problematik des Rehabilitanden mit ein. Für den Erfolg der Rehabilitation ist eine enge Zusammenarbeit in einem erfahrenen interdisziplinären Team, die jederzeitige Ansprechbarkeit des (Reha-)Arztes, die strikte Zielorientierung, die regelhafte Einbeziehung der sozialen Arbeit und die enge Kooperation mit den Bezugspersonen des Rehabilitanden sowie den Pflege- und Betreuungsteams entscheidend. Eine verlässliche Zusammenarbeit mit Kliniken, Pflegediensten, Selbsthilfegruppen, Beratungsstellen und anderen Leistungserbringern ist für den Erfolg mit ausschlaggebend. Insofern leistet die mobile Rehabilitation immer auch einen wichtigen Beitrag zur Vernetzung der Versorgungsstrukturen in einer Region.

Die mobile Rehabilitation ist ein Angebot insbesondere für die Personengruppen, die auf Grund erheblicher Beeinträchtigungen von Körperfunktionen in mehreren Lebensbereichen im Sinne der ICF in ihrer Teilhabe gravierend beeinträchtigt sind oder bei denen eine solche Beeinträchtigung unmittelbar droht. Dazu gehören geriatrische Klienten, insbesondere mit bestehender Pflegebedürftigkeit, Menschen aller Altersgruppen mit angeborenen oder erworbenen Schädigungen des Zentralen Nervensystems (z. B. Schlaganfall, Schädel-Hirntrauma, Amyotrophe Lateralsklerose, nach Polytrauma, nach schweren oder komplikationsreichen Eingriffen oder Erkrankungen (z. B. bei schwerer Lungenkrankheit mit Immobilität) und Menschen mit Behinderungen im Sinne des § 99 SGB IX.

Die mit Abstand größte Gruppe mit MoRe-Bedarf sind geriatrische und pflegebedürftige Klienten, die zu Hause leben oder in Pflegeeinrichtungen (Kurz- und Langzeitpflege) untergebracht sind. Hier steckt allerdings die Rahmenempfehlung mobile geriatrische Rehabilitation enge Grenzen, da sie davon ausgeht, dass Rehabilitanden nicht durch stationäre oder ambulante Reha versorgt werden können. Diese Einschränkung findet jedoch durch das Gesetz keine hinreichende Grundlage und wird inzwischen auch in der Praxis oft nicht beachtet. Zudem besteht bei vielen Klienten der ausdrückliche Wunsch, in der vertrauten Umgebung behandelt zu werden.[2] Die Eckpunkte des GKV-Spitzenverbandes und der Verbände der Krankenkassen auf Bundesebene für die mobile indikationsspezifische Rehabilitation vom April 2016 weisen hier in die richtige Richtung, berücksichtigen allerdings ebenfalls noch nicht ausreichend das Wunsch-und Wahlrecht der Rehabilitanden und den gesetzlich festgelegten Vorrang ambulanter vor stationärer Versorgung.

Die Versorgungslandschaft ist dadurch geprägt, dass es nur wenige Einrichtungen gibt und lediglich eine Einrichtung am Standort Bad Kreuznach vorhanden ist, die das gesamte Indikationsspektrum abdeckt. Hier besteht ein erheblicher Entwicklungsbedarf, dem sich Anbieter und Leistungsträger stellen müssen. Die Skepsis gegenüber der mobilen Rehabilitation resultiert unter anderem aus der Überlegung, dass die MoRe auf Grund der Fahrzeiten und der fehlenden Gruppenbehandlungsmöglichkeit unwirtschaftlich sei und Behandlungen ja auch durch Heilmittelbringer als Hausbesuch möglich seien. Diese Argumentation verkennt jedoch den besonderen methodischen Ansatz, der auf die Trainingseffekte durch Aktivitäten im erlebten Alltag in der Lebenswelt setzt, die vom Reha-Team initiiert werden, die strikte Zielorientierung auf der Basis einer kompetenten Reha-Planung und die Interdisziplinarität unter Einschluss der Pflege und des Arztes, die das MoRe-Team bietet. Mobile Rehabilitation ist für den beschriebenen Personenkreis im Hinblick auf die erreichten Ziele eine wirtschaftliche Versorgungsform.

---

2 Vgl. Janssen a. a. O.

Ausblick

Aufsuchende Rehabilitation ist ein praktisch barrierefreies Angebot und setzt den Auftrag der UN-BRK in Art 26 vollumfänglich um. In der Praxis hat sie sich für die geriatrische Rehabilitation bereits vielfach bewährt. Insbesondere kann die Entwicklung von Pflegebedürftigkeit verhindert oder verlangsamt und die Pflege durch die Angehörigen erheblich erleichtert werden. Das hat angesichts der demographischen Entwicklung und Herausforderungen für den gesellschaftlichen Umgang mit Pflegebedürftigkeit eine besondere Bedeutung. Erfahrungen mit jüngeren Klienten zeigen zudem, dass auch Menschen mit Behinderungen, die im vorhandenen Reha-System kaum Chancen auf eine Leistung der medizinischen Rehabilitation haben und solche mit erworbenen Schädigungen des Zentralen Nervensystems oder mit schweren folgenreichen Erkrankungen, profitieren können. Dies auch im Hinblick auf eine Wiederkehr auf den vorhandenen oder ggf. einen anderen Arbeitsplatz oder zumindest im Hinblick auf die Teilhabe am Arbeitsleben in einer Werkstatt für behinderte Menschen. Insofern sollten sich nicht nur die gesetzlichen Kranken- und Pflegekassen sondern auch die Unfallversicherung sowie die Rentenversicherung als Reha-Träger und auch die Leistungserbringer systematisch um den Aufbau von mobilen Rehabilitationsdiensten bemühen. Der Gesetzgeber sollte den Ausbau aufsuchender Rehabilitation verpflichtend gestalten.

Umfassende Bedarfsermittlung und individuelle Leistungserbringung im Fallmanagementkonzept

von Prof. Dr. Christian Rexrodt, Sozialpolitik und Soziale Sicherung, Hochschule Bonn-Rhein-Sieg

Die gesellschaftlichen Veränderungen, allem voran der demografische Wandel mit dem anstehenden Renteneintritt der geburtenstarken Jahrgänge und die niedrige Geburtenrate der letzten Jahrzehnte, wirken sich zwangsläufig auch auf die Prozesse der gesetzlichen Rentenversicherung aus. Hinzu kommt der Wandel der Arbeitswelt, der durch eine zunehmende Digitalisierung und Flexibilisierung durch zeit- und ortsunabhängiges Arbeiten geprägt ist.[1] Atypische Beschäftigungsverhältnisse, zum Beispiel in Form von Crowdworking, nehmen zu. Letztendlich und nicht zuletzt auch durch diese hier in aller Kürze skizzierten Veränderungen ist auch eine Zunahme psychischer Erkrankungen zu verzeichnen.[2]

Diesen Herausforderungen ist im Kontext der Rehabilitation durch die am individuellen Bedarf ausgerichtete Leistungserbringung zu begegnen. Oberstes Ziel der Rehabilitation ist die gleichberechtigte und selbstbestimmte Teilhabe am Leben in der Gesellschaft. Um dies erreichen zu können, ist über die rein medizinischen Aspekte einer Erkrankung bzw. eines Gesundheitsschadens hinaus die ganzheitliche Betrachtung der Lebenssituation einer Person erforderlich. Die Grundlage dafür bietet die Orientierung am bio-psycho-sozialen Modell der

---

1   Bundesministerium für Arbeit und Soziales (2017). Weissbuch: Arbeiten 4.0. https://issuu.com/support.bmaspublicispixelpark.de/docs/161121_wei__buch_final?e=26749784/43070404 [Abruf 20.6.2019]
2   vgl. Badura, B., Ducki, A., Schröder, H., Klose, J., Meyer, M. (Hrsg.) (2016). Fehlzeiten-Report 2016 Unternehmenskultur und Gesundheit - Herausforderungen und Chancen. Berlin: Springer.
    BKK Dachverband (2015). Langzeiterkrankungen. Zahlen, Daten, Fakten. https://www.bkk-dachverband.de/fileadmin/publikationen/gesundheitsreport_2015/BKK_Gesundheitsreport_2015.pdf [Abruf 20.6.2019] Badura, B., Ducki, A., Schröder, H., Klose, J., Meyer, M. (Hrsg.) (2016). Fehlzeiten-Report 2016 Unternehmenskultur und Gesundheit - Herausforderungen und Chancen. Berlin: Springer.

International Classification of Functioning, Disability and Health (ICF), denn die dort beschriebenen Kontextfaktoren haben entscheidenden Einfluss auf die Sicherung der Teilhabe.

Die konsequente Bedarfsorientierung führt zwangsläufig dazu, dass die in der Rehabilitation etablierten Standardversorgungspakete durch neue Formen der leistungsträger- und leistungserbringerübergreifenden Koordination und Kooperation ergänzt werden müssen. Insbesondere bei komplexen Fallgestaltungen, bei denen problematische Kontextfaktoren den Erfolg der Rehabilitation gefährden, sind individuell konfigurierte, ziel- und passgenau auf die Belange der Rehabilitanden zugeschnittene Rehabilitationspfade unter Einbindung verschiedener Akteure zu gestalten. Dies erfordert eine auf dem Handlungskonzept Case Management basierende trägerübergreifende Form der Steuerung.

Im Bundesteilhabegesetz (BTHG) finden sich folgerichtig Ansatzpunkte, die eine entsprechende Vorgehensweise nahelegen. Die umfassende Bedarfsermittlung und das Teilhabeplanverfahren sind zwei Bausteine, die die Individualisierung und Bedarfsorientierung der Rehabilitation fördern.

Vor diesem Hintergrund führen bereits heute einzelne Rentenversicherungsträger ein Fallmanagement durch, um die langfristige berufliche (Wieder-)Eingliederung zu fördern. Um diese Ansätze weitegehend zu verankern, wurde in den letzten Jahren ein auf dem Handlungskonzept Case Management basierendes Fallmanagementkonzept entwickelt, das bei allen Rentenversicherungsträgern Anwendung finden könnte. In den kommenden Jahren wird dieses Konzept im Zuge einer „rehapro"- Förderung gemäß § 11 SGB IX deutschlandweit in vier Modellregionen in die Erprobung gehen.[3]

Das Konzept basiert auf einer mehrstufigen Vorgehensweise bei der Bedarfsermittlung und der Leistungserbringung auf Grundlage des bio-psycho-sozialen Modells und damit unter Einbezug der fördernden und hemmenden Einflüsse der personen- und umweltbezogenen Kontextfaktoren. Der Prozess der Bedarfsermittlung ist in der Abbildung ausschnittweise dargestellt.

---

3   DRV Hrsg. (2017). Konzept zum „Fallmanagement bei Leistungen zur Teilhabe" der Deutschen Rentenversicherung https://www.deutsche-rentenversicherung.de/Shared Docs/Downloads/DE/Experten/reha_forschung/forschungsprojekte/abschlussbericht_ fallmanagement_konzept.html;jsessionid=6C24FF5EF1F6F5FA943E2B381740E030. delivery2-3-replication [Abruf 10.9.2019]

Umfassende Bedarfsermittlung im Fallmanagementkonzept

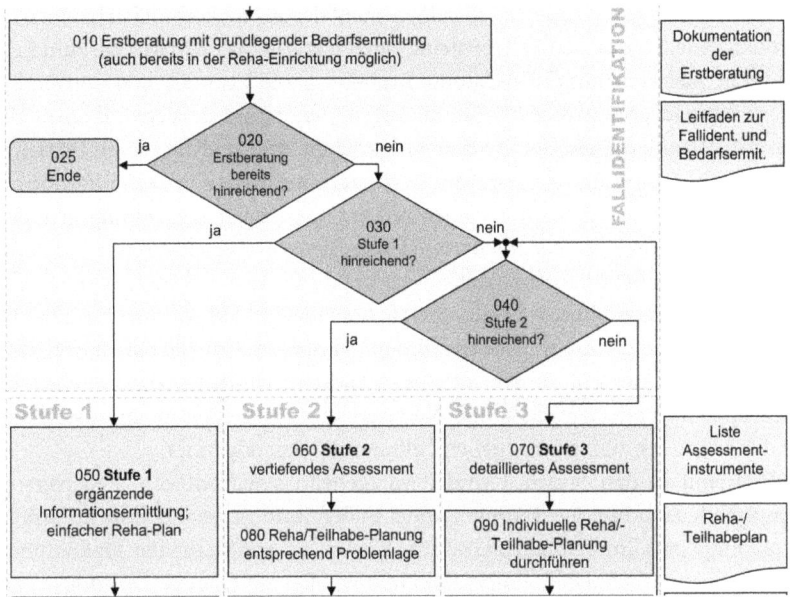

Ausschnitt Fallidentifikation und Bedarfsermittlung im Fallmanagementkonzept der Deutschen Rentenversicherung – DRV (Quelle: DRV 2017)

Im Zuge einer Erstberatung findet eine grundlegende Bedarfsermittlung statt. In Abhängigkeit von der sich abzeichnenden Komplexität der Problemsituation wird im Anschluss eine ergänzende Informationsermittlung (Stufe 1), ein vertiefendes Assessment (Stufe 2) oder in besonders komplexen Fällen ein detailliertes Assessment durchgeführt (Stufe 3).

Alle drei Stufen basieren auf der Orientierung am individuellen Bedarf der Versicherten unter Berücksichtigung ihrer Ressourcen. Die Zuordnung zu einer Intensitätsstufe ist dabei jedoch nicht endgültig, sie kann angepasst werden, wenn sich zum Beispiel Kontextfaktoren ändern oder neue Sachverhalte bekannt werden.

Stufe 1 beinhaltet eine Basisberatung/-begleitung bei Rehabilitationsbedarf und Bedarf an personalisierter Beratung und Begleitung. Werden im Rahmen der Beratung für den Rehabilitationsverlauf erschwerende Bedingungen offensichtlich, wird geprüft, inwieweit eine Unterstützung durch ein fallgruppenorientiertes oder individuelles Fallmanagement (Stufe 2 und 3) notwendig ist.

Das fallgruppenorientierte Fallmanagement der Stufe 2 kommt bei häufig wiederkehrenden, ähnlichen Fallkonstellationen mit erhöhter Bedarfslage zum Einsatz. Zur Zielerreichung ist Beratung, Begleitung und Koordination notwendig. Diese Stufe ist gekennzeichnet durch fallgruppenorientierte Versorgungspfade, die auf Besonderheiten der Gruppe ausgerichtet sind und hierzu ein vernetztes Vorgehen im Rahmen bestehender Programme anbieten. Das fallgruppenorientierte Fallmanagement kann sowohl auf spezifische Erkrankungsgruppen als auch auf andere, die berufliche Wiedereingliederung erschwerende Problemlagen, wie Langzeitarbeitslosigkeit, ausgerichtet sein. In dieser Stufe bestehen für häufige Fallkonstellationen bereits geeignete Pfade und Netzwerkstrukturen, die für die fallbezogene Arbeit genutzt werden können, so dass von einem mittleren Koordinationsaufwand ausgegangen werden kann. Dort, wo die bestehenden fallgruppenorientierten Pfade und Netzwerkstrukturen nicht mehr ausreichen, ist der Übergang zum individuellen Fallmanagement angezeigt.

Während in den Stufen 1 und 2 weitgehend standardisierte Regelversorgungspfade zum Einsatz kommen, findet in der Stufe 3 eine individuelle Teilhabeplanung statt. Im Teilhabeplan werden dann die erforderlichen Maßnahmen mit Verantwortlichkeiten unter Einbindung aller beteiligten Leistungsträger und Leistungserbringer sowie weiterer Akteure, zum Beispiel Angehöriger und Arbeitgeber, festgehalten und terminiert. Zur Zielerreichung sind Beratung, intensive Begleitung und individualisierte Koordination notwendig. Es ist ein hoch individuelles Vorgehen mit einer Vernetzung zwischen allen am Prozess beteiligten Akteuren geboten. Die notwendigen Netzwerksstrukturen müssen mitunter zunächst aufgebaut werden, der Koordinationsaufwand ist folglich hoch. Die spezifischen Vorgehensweisen im individuellen Fallmanagement erfordern entsprechend qualifiziertes Personal und sind gegenüber den Stufen 1 und 2 mit einem erhöhten Ressourcenbedarf verbunden.

Zur Umsetzung des Konzepts bedarf es in jedem Fall einer systematischen Verankerung auf der Organisations- und Netzwerkebene. Effektivität und Effizienz sind nur zu erreichen, wenn alle Beteiligten die Grundsätze des Fallmanagements berücksichtigen. Eine interinstitutionelle Vernetzung zwischen Sozialleistungsträgern, Beratungsstellen, Rehabilitationseinrichtungen ist daher zwingend erforderlich.

Nur mit trägerübergreifendem Denken und Handeln, ist selbstbestimmte Teilhabe in komplexen Lebenssituationen zu erreichen. Der Handlungsansatz des Case Managements kann hier einen wertvollen Beitrag leisten.

50 Jahre BAR – 25 Jahre Phasenmodell der Neurologischen Rehabilitation[1] – seine Entstehungsgeschichte –

von Prof. Dr. Dr. Paul Walter Schönle, Maternus-Klinik für Rehabilitation

Das Phasenmodell der neurologischen Rehabilitation ist einer der bedeutendsten Beiträge der BAR zur Rehabilitation in Deutschland und eine einmalige Erfolgsgeschichte mit langfristiger Nachhaltigkeit zur rehabilitativen Versorgung von Patienten mit Schädigungen des peripheren und zentralen Nervensystems. Im folgenden Beitrag wird die Entstehung des Phasenmodels skizziert, für dessen Details wird auf die entsprechenden Publikationen verwiesen[2].

Die Rehabilitation folgt der Akutmedizin nicht nur individuell bei der Behandlung des einzelnen Patienten, sondern auch in ihrer Entwicklung und Anpassung an die Fortschritte in der Akutmedizin und den Entwicklungen außerhalb der Medizin. Die reiche und seit etwa dem Jahr 1900 währende – zunächst zivile – Tradition der Rehabilitation in Deutschland wurde durch den Zusammenbruch mit dem Ende des Zweiten Weltkriegs jäh unterbrochen und zu Beginn der 1950er Jahre mit den von den Versorgungsämtern gewährten Rehabilitationsmaßnahmen für Veteranen wieder aufgenommen[3]. Mit der zunehmenden Motorisierung nach dem Zweiten Weltkrieg, die mit einem Anstieg der Unfallzahlen einherging, und der Entwicklung der Unfallmedizin, des Rettungswesens und der Intensivmedizin überlebten immer mehr Patienten mit auch immer schwereren Hirnschädigungen, für die es bis in die 1990er Jahre hinein keine Behandlungs- und Versorgungskonzepte gab.

Ein Vorläuferbaustein des Phasenmodells war zunächst die Anschlussheilbehandlung, die von der Bundesversicherungsanstalt für Angestellte (BfA), später DRV Bund, 1976 und 1977 erprobt und dann 1977 mit dem Ziel eingeführt wurde, einen nahtlosen Übergang von der Akutbehandlung in die Rehabilitation

---

1 Die Publikation des Modells wurde in der letzten Sitzung der BAR Arbeitsgruppe Ende 1994 verabschiedet.
2 Siehe auch Fußnoten 9, 10, 11, 12.
3 So wurde zum Beispiel die Klinik Schmieder Gailingen 1950 zunächst für die Reha von Veteranen gegründet.

zu gewährleisten⁴. In der neurologischen Rehabilitation entsprach dies der späteren Phase D mit weitgehend selbständigen Patienten. Einzelne schwerer geschädigte, im Alltag zum Teil völlig auf Pflege angewiesene Patienten konnten zwar auf solchen „D-Stationen" mit rehabilitiert werden, aber nicht in der notwendig werdenden Anzahl.

Daher gab es in den Sozialministerien in München und Stuttgart in den 1980er Jahren Überlegungen, die Versorgung der schwer hirngeschädigten Patienten zu verbessern.⁵ Von den Berufsgenossenschaften wurde zusammen mit Dr. Wolfgang Gobiet (Hessisch Oldendorf) 1986 ein Modellversuch zur Behandlung schwer hirngeschädigter Patienten initiiert.

Auf Druck von Angehörigen stellte des Sozialministerium von Baden-Württemberg ein Konzept⁶ und Mittel zum Aufbau von Behandlungseinrichtungen für schwersthirnverletzte, vor allem junge Patienten bereit, wobei im Juli 1991 eine der ersten Intensivstationen mit 15, ein Jahr später 40 Betten für diese Patienten in Allensbach bei den Kliniken Schmieder eröffnet (später als Phase B bezeichnet) und mit einem Forschungsprojekt des Ministeriums vier Jahre begleitet wurde.

Diese Erfahrungen und Forschungsergebnisse gingen direkt ein in die von Hannelore Kohl mitbegründete Arbeitsgruppe Frührehabilitation⁷, die am Kabinettstisch im Kanzleramt in Bonn tagte und von der Arbeitsgruppe Frührehabilitation der Bundesarbeitsgemeinschaft medizinisch-beruflicher Rehabilitationseinrichtungen (Phase II) fortgeführt wurde mit dem Ergebnis von differenzierten Empfehlungen zur „neurologisch-neurochirurgischen Frührehabilitation⁸ (Heft 8, 1992, 1994) und deren Qualitätssicherung

---

4   Loskot, F: Herzerkrankungen: Prävention – Rehabilitation – Therapie. Springer-Verlag, 1986. Entwickelt wurde das Verfahren von der Leitenden der Ärztin der Bundesversicherungsanstalt für Angestellte, Dr. med. Wille.
5   Bayrisches Staatsministerium für Arbeit und Sozialordnung, 1982 Fachprogramm Stationäre Versorgung und Rehabilitation von Schlaganfallpatienten und Schädel-Hirn-Verletzten vor. Sozialministerium Baden-Württemberg, 1989, Versorgungskonzept apallisches Syndrom.
6   „Das Apallische Syndrom", Ministerium für Arbeit, Gesundheit und Sozialordnung, Baden-Württemberg, Stuttgart 1991. Dies von Dr. med. Ritter erarbeitete Konzept wurde trotz der in Aussicht gestellten Finanzmitteln nach Ablehnung von den zuerst avisierten Universitäts- und Akutkliniken schließlich von den Neuro-Rehakliniken angenommen und umgesetzt.
7   Memorandum zu „Notwendigkeit und Bedeutung der Frührehabilitation", 1991.
8   „Frührehabilitation" sollte zwar die nahtlos im Anschluss an die Akutbehandlung einsetzende Rehabilitation bezeichnen, beinhaltete aber ganz wesentlich die Schwere

(Heft 10, 1998). Diese fanden als Phase B direkt Eingang in das von der neurologischen Arbeitsgruppe des Verbands Deutscher Rentenversicherungsträger (VDR) und der neurologischen Arbeitsgruppe der BAR erarbeitete Phasenmodell (VDR, 1995[9]; BAR, 1995[10]). Die Phasen A, B, C, D wurden durch die Phase E[11] mit nachgehenden Rehabilitationsleistungen und beruflicher Rehabilitation sowie Phase F[12] mit dauerhaft unterstützenden, betreuenden und/oder zustandserhaltenden Maßnahmen komplettiert und später detailliert. Zur Klärung der Leistungsträgerzuständigkeit mussten, da sich die BfA wegen vom Bundesministerium für Arbeit und Soziales geforderten Einsparmaßnahmen aus der Phase C zurückzog, 1998 Anwendungshinweise zur leistungsrechtlichen Zuordnung der Phase C mit einem neurologischen Reha-Assessment und Hinweisen zur Prognoseeinschätzung in der Phase C ergänzt werden.

Die 1990er Jahre waren international die Dekade des Gehirns und in Deutschland die Dekade der neurologischen Rehabilitation, in der die ärztlichen Leiter verschiedener Neuro-Rehakliniken in den VDR- und BAR-Arbeitsgruppen in enger Kooperation mit den Vertretern der Leistungsträger die Grundlagen der modernen neurologischen Rehabilitation mit den Phasen A, B, C, D, E und F erarbeiteten (s. Abbildung).

---

der Erkrankungen und war bis zum 1.7.2001 gleichbedeutend mit neurologischer Frührehabilitation.
9 Verband Deutscher Rentenversicherungsträger (VDR) (1995) Phaseneinteilung in der neurologischen Rehabilitation. Rehabilitation 34:119–126.
10 Bundesarbeitsgemeinschaft für Rehabilitation (BAR) (1995) Empfehlungen zur Neurologischen Rehabilitation von Patienten mit schweren und schwersten Hirnschädigungen in den Phasen B und C. 6.
11 BAR, 2013, Empfehlungen für die Phase E der neurologischen Rehabilitation. S.a. BAR, 2011, Empfehlungen zur medizinisch-beruflichen Rehabilitation.
12 BAR, 2003, Empfehlungen zur stationären Langzeitpflege und Behandlung von Menschen mit schweren und schwersten Schädigungen des Nervensystems in der Phase F (für fortwährend).

Phase A:	Akutbehandlungsphase mit ersten rehabilitativen Ansätzen
Phase B:	Behandlungsphase, in der noch intensivmedizinische Behandlungsmöglichkeiten vorgehalten werden müssen
Phase C:	Behandlungs- und Rehabilitationsphase, in der die Rehabilitandinnen und Rehabilitanden bereits in der Therapie mitarbeiten können, aber noch kurativmedizinisch und mit hohem pflegerischen Aufwand betreut werden müssen
Phase D:	Rehabilitationsphase nach Abschluss der Frühmobilisation (medizinische Rehabilitation im bisherigen Sinne – stationär oder ambulant)
Phase E:	Behandlungs- und Rehabilitationsphase nach Abschluss einer medizinischen Rehabilitation; Leistungen zur Sicherung des Erfolges der medizinisch-therapeutischen Rehabilitation und Leistungen zur Teilhabe am Arbeitsleben beziehungsweise zur Teilhabe an Erziehung und Bildung sowie am Leben in der Gemeinschaft
Phase F:	Behandlungsphase, in der dauerhaft unterstützende, betreuende und/oder zustandserhaltende Leistungen erforderlich sind (Langzeitpflege).

Seit den 1990er Jahren wurde das Modell bundesweit (nunmehr zuletzt auch in NRW) etabliert; es garantiert einen nahtlosen Übergang von der primären Akutbehandlung (zum Beispiel Stroke Unit) in die Neuro-Rehabilitation – weltweit mit einer der höchsten Verlegungsraten.

Im Juli 2001 wurde die Phase B als Neurologisch-Neurochirurgische Frührehabilitation (NNCFR) mit § 39,1 SGB V und OPS 8-552[13] im DRG-System (Diagnosis Related Group, Diagnosebezogene Fallgruppen) integriert, um rehabilitatives „Mit-Denken" in die Akutmedizin einzubringen und mit der Rehabilitation möglichst früh als Teil der Krankenhausbehandlung zu beginnen.[14] In der Folge wird die NNCFR/Phase B nunmehr in ausschließlich für diesen

---

13 Die Kriterien des OPS-8.552 mit 300 Minuten therapeutischer Pflege und der Grenzwert 30 erfolgte auf Grundlage der Publikationen: Schönle, P. W. (1996). Personale Anforderungsprofile in den frühen Phasen der Neurologischen Rehabilitation. Neurologie & Rehabilitation, 3, 165–175, und Schönle, P. W. (1995). Der Frühreha-Barthelindex (FRB) - eine frührehabilitationsorientierte Erweiterung des Barthelindex. Die Rehabilitation, 34(2), 69–73. B wurde definiert als bis einschließlich 30 Punkte, C als zunächst bis einschließlich 100 Punkte, später von den Kassen auf 70 Punkte reduziert,
14 Eine erste derartige Einrichtung erfolgte im Wahlkreis Ingolstadt des damaligen Gesundheitsministers Seehofer (pers. Mitteilung Dr. Fuhrmann, BMAS).

Zweck genehmigten Krankenhausbetten durchgeführt, allerdings nach wie vor überwiegend in neurologischen Rehakliniken. Das Problem des Endes der Krankenhausbehandlung und des nahtlosen Übergangs in Phase C erscheint durch die konsentierten bayrischen Kriterien (ASB-Kriterien)[15] beziehungsweise durch den Frühreha-Barthel-Index > 30 gelöst.

Herausforderungen in Zukunft werden die Finanzierungen der Phase E und F[16] sowie die Behandlung von funktionell schwer geschädigten Patienten anderer Fachrichtungen mit neurologischen Sekundärfolgen in der Phase B sein, die dann umfassend intensivmedizinisch aufzurüsten sein wird. Eine Alternative stellt eine an die Neurologisch-Neurochirurgische Frührehabilitation Phase B angegliederte intensivmedizinische Rehabilitation für diese Patienten dar.

In jedem Falle hat die BAR mit der Erarbeitung des Phasenmodells die Grundlage für eine umfassende, langfristig nachhaltige Neuro-Rehabilitation in unserem Lande geschaffen. Dadurch hat sie sich um die im Kern des menschlichen Daseins betroffenen Menschen mit Hirnschädigungen in besonderer Weise verdient gemacht.

---

15 http://www.neuroreha-bayern.de/index.php/die-bayerischen-asb-kriterien [28.07.2019]. Die Frühreha-Index-Items, die aus den B-Ausgangs- gleich C-Eingangskriterien entwickelt wurden, sind in den ASB-Kriterien enthalten und garantieren so den nahtlosen Übergang nach C.

16 Ursprünglich war die Phase E in der Systematik des Phasenmodells als medizinisch-berufliche Rehabilitation geplant (s. BAR, Empfehlungen zur medizinisch-beruflichen Rehabilitation in der Neurologie, 2011) und die Phase F für die postrehabilitative Versorgung auf den jeweiligen funktions- und aktivitätsbezogenen Leistungsniveaus B, C, D mit dann einfacher abzuleitenden Bedarfen, Versorgungsnotwendigkeiten und Vergütungen.

Wertvoll, aber komplex – Beratung für Arbeitgeber im Reha-Dschungel

von Dominik Naumann, Referent Abteilung Soziale Sicherung, Bundesvereinigung der Deutschen Arbeitgeberverbände (BDA)

Sowohl für Arbeitgeber als auch für die Rehabilitanden und ihre behandelnden Ärzte muss das gegliederte System der Rehabilitation durchschaubar sein. Wer in der betrieblichen Praxis als Arbeitgeber mit Reha-Maßnahmen konfrontiert ist, fühlt sich oft aber eher wie in einem schwedischen Möbelhaus auf der Jagd nach dem Kühlschrank aus der Werbung. Ausgeliefert im Dschungel der Möglichkeiten. Zur Gewissheit, dass alle nur erdenklichen Produkte irgendwo auf Lager sein müssten, gesellt sich schnell die Frustration des Suchens. Die wichtigste Herausforderung besteht meist darin, zügig an kompetente Beratung zu kommen. Denn wenn zuhause der Kühlschrank nicht zwischen Spüle und Herd passt, ist der Ärger groß. Zeit und Geld wurden verschwendet, ohne dem Ziel näher zu kommen. Sind diese Hürden aber erst einmal genommen, löst sich der Knoten und es geht voran. Der Kühlschrank kommt dort an, wo er hingehört und es werden weder Zeit noch Geld für Fehlgriffe verschwendet.

Übertragen auf den Betrieb heißt das: Arbeitgeber erkennen den Erfolg einer Reha-Maßnahme daran, dass Beschäftigte auch nach einer schweren Erkrankung zügig Unterstützung erhalten und dadurch letztlich weiterbeschäftigt werden können. Für einen reibungslosen Ablauf müssen dabei alle Zahnräder schlüssig ineinandergreifen. Sollte beispielsweise ein Mitarbeiter nicht mehr schwer heben dürfen, muss sein Arbeitgeber rechtzeitig umplanen und die Arbeit anders einteilen. Teilweise sind auch „nur" die richtigen Änderungen der Arbeitsumgebung ausreichend.

Seit 50 Jahren ist die BAR ein wertvoller und verlässlicher Treiber für eine bessere Rehabilitation. Hierzu trägt auch bei, dass die BAR über den rein fachlichen Tellerrand hinausblickt und Beschäftigte sowie Arbeitgeber stets einbindet. Im Idealfall stehen Arbeitgebern Angebote wie der neue BEM-Kompass zur Verfügung, den die Bundesarbeitsgemeinschaft für Rehabilitation (BAR) seit 2019 auf ihrer Internetseite anbietet. Mit wenigen Schritten können gerade kleine und mittlere Betriebe ohne spezialisierte Fachabteilung bei längeren Erkrankungen von Mitarbeitern die richtigen Ansprechpartner identifizieren.

Bei aller Sinnhaftigkeit einzelner Maßnahmen können Systeme auch an ihrer Komplexität ersticken. Um dies auch in Zukunft zu vermeiden, müssen alle Beteiligten schnell und unbürokratisch erkennen können, welcher Träger für welche Reha-Maßnahmen zuständig ist und welche Angebote zur Rehabilitation es im Einzelnen gibt. Es bedarf daher auch einer abgestimmten, schnellen, wirksamen und betriebsnahen Unterstützung und Beratung durch die Reha-Träger.

Mit dem Bundesteilhabegesetz wurden die Gemeinsamen Servicestellen, die bislang zur Unterstützung Ratsuchender in Reha-Fragen eingerichtet worden waren, abgeschafft und für die Betroffenen durch eine unabhängige Teilhabeberatung ersetzt. Die Lücke bei der trägerübergreifenden Beratung von Arbeitgebern wurde aber bisher nur unzureichend geschlossen, denn die in § 12 Abs. 1 SGB IX vom Gesetzgeber geforderten „Ansprechstellen" bei den Reha-Trägern haben keinen trägerübergreifenden Beratungsauftrag. Es fehlt damit nach wie vor an einem in allen Reha-Fragen kompetenten Ansprechpartner für Arbeitgeber. In diesem Zusammenhang könnten auch weitere Beratungsangebote beispielsweise zu Präventionsmaßnahmen Berücksichtigung finden. Dabei zeigt das bei den Bildungswerken der Wirtschaft durchgeführte Projekt „Unternehmensnetzwerk Inklusion" eindrücklich, dass ein solcher Ansprechpartner, der Arbeitgeber zu den richtigen Beratungs- und Unterstützungsangeboten der Reha-Träger lotst, für diese wichtig ist. Es sollte daher mittelfristiges Ziel sein, trägerübergreifende Lotsen für Arbeitgeber zu schaffen, die schnell und unbürokratisch passgenaue Beratung in der Region vermitteln können.

Arbeitgeber sollten überall, wo es sinnvoll ist, in den Reha-Prozess eingebunden werden. Zu Recht sollen nach der Gemeinsamen Empfehlung „Reha-Prozess" der Bundesarbeitsgemeinschaft für Rehabilitation auch Betriebsärzte und Arbeitgeber im Rahmen des gesetzlich neu eingeführten Teilhabeplanverfahrens beteiligt werden. Das Teilhabeplanverfahren soll gerade dazu dienen, eine Leistungserbringung wie aus einer Hand sicherzustellen, indem hier die Leistungsbedarfe ermittelt und festgestellt, die in Frage kommenden Leistungen und Rehabilitationsträger koordiniert und der gesamte Reha-Prozess durch den „leistenden Rehabilitationsträger" gesteuert wird.

Rehabilitation durch mehr Selbstverwaltung stärken

von Ingo Schäfer, Referatsleiter Alterssicherung und Rehabilitation, Deutscher Gewerkschaftsbund (DGB) – Bundesvorstand

„Reha vor Rente" ist ein wichtiger Grundsatz des Sozialrechts. Die Gesundheit und Erwerbsfähigkeit der Menschen zu verbessern, zu erhalten oder wiederherzustellen ist ein Wert an sich, den wir nicht hoch genug schätzen dürfen. Leider verkommt der Grundsatz viel zu oft zur Phrase, um im Kontext der demographischen Veränderung höhere Altersgrenzen oder hohe Zugangsbedingungen zu Erwerbsminderungsrenten zu legitimieren.

Ausdruck des oftmals ambivalenten Umgangs mit dem Grundsatz „Reha vor Rente" ist das Reha-Budget (§ 220 i.V.m. § 287b SGB VI). Es begrenzt die zulässigen Ausgaben der Rententräger für Teilhabeleistungen. Die Ausgaben dürfen nur im gleichen Maße steigen wie der Durchschnittslohn. Damit bleiben Veränderungen am Arbeitsmarkt, an den Arbeitsanforderungen, den Teilhabeleistungen oder auch der Demografie unberücksichtigt. Auch die 2014 eingeführte Demografiekomponente, welche bis 2050 festgelegt ist, ändert nichts Wesentliches. Trotz der Migrationsbewegung der letzten vier Jahre wurde sie nicht verändert. Außerdem senkt sie ab 2025 das Budget unter das bisherige Niveau. Unbeachtet bleiben auch das Bundesteilhabegesetz oder der erwartete starke Strukturwandel mit geänderten Arbeitsanforderungen durch die Digitalisierung.

Eine solche Budgetierung ist sozialpolitisch bedenklich. Alle erforderlichen Leistungen zur Teilhabe sind zu gewähren. Damit stellt sich die Frage nach dem Sinn des Budgets. Das Bundesministerium für Arbeit und Soziales (BMAS) erläutert hierzu:

> „Die Begrenzung der Ausgaben führt dazu, dass die Träger der Rentenversicherung verantwortungsvoll und wirtschaftlich handeln und wirklich nur erforderliche Reha-Leistungen bewilligen."

Die „Erforderlichkeit" ergibt sich aber anhand sozialmedizinischer Gutachten und der gesetzlichen Leistungsvorgaben aus dem Einzelfall. Wie soll ein formalistischer Deckel dies auch nur ansatzweise berücksichtigen? Die Möglichkeiten der Kostendämpfung durch höhere „Wirtschaftlichkeit" sind sehr begrenzt.

„Erforderliche" Maßnahmen dürfen und sollen nicht begrenzt sein. Wird der Budgetdeckel ohne weiteres Handeln der Träger nicht überschritten, ist er erkennbar ohne Sinn. Übersteigen die „erforderlichen" Ausgaben das Budget, müssen die Rententräger gesetzeskonform reagieren. „Erforderliche" Leistungen nicht zu gewähren, verstößt aber gegen das Leistungsrecht. Reagieren die Rententräger nicht, wäre dies ein Verstoß gegen das Budget. Offensichtlich zielt der Gesetzgeber auf indirekte Steuerung. Die Rententräger sollen die Ausgaben unter den Zielwert drücken, was aber letztlich bedeutet, die Grenze zur „Erforderlichkeit" der Maßnahmen enger zu ziehen und Versicherten ihre Ansprüche zu verkürzen. Wie auch immer man es dreht, ein solches Budget verträgt sich nicht mit dem Grundsatz Reha vor Rente.

Was erforderliche Maßnahmen und dazu nötige Ausgaben sind, sollten die unmittelbar Beteiligten beantworten: die Sozialpartner und Rententräger. Es ist an der Zeit, dass die Politik ihren Sonntagsreden über die Stärkung der sozialen Selbstverwaltung Taten folgen lässt: Die Entscheidung über Ausgestaltung, Umfang und Budget der Leistungen zur Teilhabe sollte vollständig und alleine in der Hand der sozialen Selbstverwaltung liegen. Niemand ist näher an den Betrieben und den Versicherten. Niemand sonst vermag schneller die Leistungen der Rentenversicherung an geänderte Bedarfe sowie Struktur der Beschäftigten und Unternehmen anzupassen. Außerdem sind die Sozialpartner nicht nur die Besteller sondern auch die Finanziers. So würde der Grundsatz Reha vor Rente effektiv gestärkt und an den Bedürfnissen der Beteiligten und Beitragszahlenden gleichermaßen ausgerichtet.

Gute Rehabilitation zielt auch nicht bloß darauf, die Erwerbsfähigkeit als abstrakte Leistungsfähigkeit auf dem allgemeinen Arbeitsmarkt herzustellen beziehungsweise zu erhalten. Vielmehr muss es um die tatsächliche Beschäftigungsfähigkeit in einer sich ändernden Arbeitswelt sein. Ganz im Sinne der medizinisch-beruflich orientierten Rehabilitation muss es darum gehen, die konkrete Arbeitswelt, den konkreten Arbeitsplatz im Blick zu haben. Nur so kann Beschäftigung gesichert oder erreicht werden. Dies ist ein wesentlicher Beitrag zur Sicherung des Fachkräftebedarfs, heute und morgen.

Im Sinne des Grundsatzes Prävention vor Reha vor Rente wären derart gestärkte Leistungen zur Teilhabe eng zu verzahnen mit der betrieblichen Prävention und dem betrieblichen Gesundheitsmanagement und allgemein der Ausgestaltung des Arbeitsplatzes und der Arbeitswelt. Eine Beschäftigung unter guten Arbeitsbedingungen bis zum Rentenbeginn kommt den einzelnen Beschäftigten ebenso zu gute wie den Unternehmen und der Gesellschaft insgesamt. Dabei muss die Ausgestaltung der Arbeitswelt wie auch die Leistungen zur Teilhabe auf eine vollständige, wirksame Teilhabe aller am Arbeitsleben ausgerichtet sein.

Regional – individuell – nachhaltig: Herausforderungen und zukunftsfähige Konzepte der Rehabilitation psychisch kranker Menschen

von Annette Theißing, Bundesarbeitsgemeinschaft Rehabilitation psychisch kranker Menschen e. V. (BAG RPK), beta-Reha

Über 30 Jahre hat sich die BAR in besonderer Weise für die Teilhabe der Menschen mit schweren psychischen Beeinträchtigungen engagiert. Zu den Verdiensten der BAR gehört schon 1986 die Entwicklung einer leistungsträgerübergreifenden Rehabilitationskonzeption, die den besonderen Bedarf der Menschen mit psychischen Behinderungen aufgreift: die RPK-Empfehlungsvereinbarung. Sie wurde 2005 unter der Moderation der BAR weiter entwickelt und durch Handlungsempfehlungen ergänzt (BAR 2005).

Menschen mit schweren psychischen Beeinträchtigungen sind in besonderer Weise von Exklusion in vielen Lebensbereichen betroffen. Sie sind überdurchschnittlich häufig ohne Arbeit, haben weniger soziale Ressourcen, auf die sie bei der beruflichen Orientierung zurückgreifen können und haben besondere Barrieren durch gesellschaftliche Stigmatisierungsprozesse zu überwinden.[1] Der Krankheitsverlauf ist häufig schwankend und kann zu langfristigen Einschränkungen führten. Um diesen Herausforderungen bei der Krankheitsbewältigung und beruflichen Integration gerecht zu werden, sind innovative passgenaue und vernetzte Rehabilitationskonzepte nötig. Die rasante Zunahme von Rehabilitationsbedarf für Menschen mit psychischen Erkrankungen gibt dem noch eine zusätzliche hohe Bedeutung.

Auf den ersten Blick ein „Nischenangebot", wurde mit der RPK-Empfehlungsvereinbarung eine moderne Rehabilitationskonzeption entwickelt, die die hohen Ausgangshürden für die Inklusion von Menschen mit psychischen Erkrankungen überwindet. Nahtlose medizinische und berufliche Rehabilitation, regionale

---

[1] Vgl. DGPPN (2013): S3-Leitlinie Psychosoziale Therapien bei schweren psychischen Erkrankungen. Springer-Verlag Berlin Heidelberg. DGPPN und Gesundheitsstadt Berlin GmbH (2015): Die Arbeitssituation von Menschen mit schweren psychischen Erkrankungen in Deutschland. Berlin.

Vernetzung vor Ort, betriebsnahe Konzepte, individuelle Rehabilitationsplanung: Diese moderne Konzeption einer komplexen multiprofessionellen Rehabilitation sucht nach wie vor ihresgleichen in der Rehabilitationslandschaft.

„Für den Erfolg der Rehabilitation ist es von entscheidender Bedeutung, früh von der RPK aus im betrieblichen und persönlichen sozialen Feld zu therapieren und die Kontinuität der therapeutischen Beziehungen über Leistungsabschnitte und Leistungsträgerwechsel hinweg zu ermöglichen."

(BAR 2005, Seite 13)

Mit der Handlungsempfehlung RPK-Empfehlungsvereinbarung (BAR 2010) wurden ganz praktische Wege entwickelt, Schnittstellen im Rehabilitationsverlauf und am Übergang von medizinischer und beruflicher Rehabilitation zu überwinden.

Zukunftsfähige Konzepte im Sinne der UN-Behindertenrechtskonvention

Die kommenden Herausforderungen in der psychiatrischen Rehabilitation liegen in der weiteren konsequenten Umsetzung der UN-Behindertenrechtskonvention für Menschen mit schweren psychischen Beeinträchtigungen.

Die UN-Behindertenrechtskonvention konstatiert in Artikel 27 – Arbeit und Beschäftigung

„(1) Die Vertragsstaaten anerkennen das gleiche Recht von Menschen mit Behinderungen auf Arbeit; dies beinhaltet das Recht auf die Möglichkeit, den Lebensunterhalt durch Arbeit zu verdienen, die in einem offenen, integrativen und für Menschen mit Behinderungen zugänglichen Arbeitsmarkt und Arbeitsumfeld frei gewählt oder angenommen wird."

Für die Rehabilitation psychisch kranker Menschen mit krankheitsbedingten Teilhabebeeinträchtigungen lassen sich vier Problembereiche formulieren, die im erheblichen Maße zur Exklusion beziehungsweise zu dauerhaften Teilhabeverlusten der Betroffenen beitragen:

- frühe Berentung häufig ohne vorausgegangene Rehabilitationsleistung
- Ausschluss von Rehabilitationsleistungen bei Teilleistungsfähigkeit
- fehlende bedarfsorientierte berufliche Nachsorge
- fehlende passgenaue Rehabilitationsangebote für Jugendliche und junge Erwachsene mit schweren psychischen Beeinträchtigungen

Zukunftsaufgabe: Vermeidung von Frühberentung ohne vorausgegangene Rehabilitationsleistung

Psychische Erkrankung ist mit 42 Prozent die häufigste Ursache für Frühverrentung[2]. Die Frühverrentung erfolgt im Durchschnitt bei einer psychischen Erkrankung drei Jahre früher als aufgrund einer somatischen Erkrankung[3]. Nur die Hälfte der Betroffenen hat im Vorfeld der Berentung eine Rehabilitationsmaßnahme in Anspruch genommen. Frühe personenzentrierte Rehabilitation, die in der somatischen Medizin als Anschlussheilbehandlung (AHB) etabliert ist, fehlt nach der Entlassung aus der akut-psychiatrischen Behandlung vollständig.

Rehabilitationsangebote im Sinne von RPK-Maßnahmen stehen den Menschen in Deutschland noch nicht flächendeckend zur Verfügung (https://www.bagrpk.de/standortuebersicht/).

Die circa 50 Einrichtungen stellen 1.800 Behandlungsplätze zur Verfügung, pro Jahr werden etwa 1.900 Maßnahmen durchgeführt. Das entspricht weniger als 0,1 Prozent der Rehabilitationsmaßnahmen pro Jahr in Deutschland. Die Wartezeiten auf die Rehabilitation betragen in der Regel mehrere Monate. Ambulante Rehabilitationsplätze stehen in einigen Regionen gar nicht zur Verfügung beziehungsweise sind in ländlichen Regionen aufgrund von Hemmnissen in der Erreichbarkeit noch nicht ohne Weiteres realisierbar.

Zukunftsaufgabe: Inklusion bei Teilleistungsfähigkeit

Leistungen zur Teilhabe am Arbeitsmarkt verlangen die Prognose der vollschichtigen Tätigkeit mit mehr als sechs Stunden täglich. Dies steht im Widerspruch zu den Anforderungen des allgemeinen Arbeitsmarktes, wo Teilzeitmodelle und flexible Arbeitszeitmodelle auf dem Vormarsch sind und durch entsprechende Gesetzgebung gezielt gefördert werden. Hier besteht eine massive Benachteiligung von Menschen mit psychischer Erkrankung. Ebenso ist auch unter langfristigen gesundheitlichen Aspekten eine stabile Teilzeittätigkeit häufig einer grenzwertig belastenden Vollzeittätigkeit vorzuziehen.

Die Erreichung der Teilleistungsfähigkeit muss als Reha-Indikation Berücksichtigung finden, um Menschen mit psychischer Erkrankung den Weg in den Arbeitsmarkt zu öffnen.

---

2 Vgl. BPtK-Studie zur Arbeits- und Erwerbsfähigkeit (2013)
3 Vgl. DGPPN und Gesundheitsstadt Berlin GmbH (2015): Die Arbeitssituation von Menschen mit schweren psychischen Erkrankungen in Deutschland. Berlin.

Zukunftsaufgabe: bedarfsorientierte RPK- Nachsorge

Die Nachsorge nach RPK-Maßnahmen ist bisher noch nicht Bestandteil der RPK-Empfehlungsvereinbarung. Einzelne Regionen wie Niedersachsen haben passgenaue RPK-Nachsorgekonzepte entwickelt und belegen, dass ambulante Nachsorge nachhaltig Rehabilitationserfolge sichert. Ein bundesweiter regelfinanzierter Rahmen besteht bisher noch nicht. Nachsorge muss langfristig und flexibel angepasst an den individuellen Unterstützungsbedarf ermöglicht werden. Sie soll Betroffenen und Arbeitgebern zur Verfügung stehen. Erfolgsfaktoren sind dabei: konstante Betreuungsbeziehungen, Lebensweltorientierung und bedarfsorientiert auch aufsuchende Hilfen.

Zukunftsaufgabe: passgenaue psychiatrische Jugendrehabilitation

Rehabilitative Leistungen sollen frühestmöglich erbracht werden, um eine möglichst umfassende Teilhabe am gesellschaftlichen Leben zu ermöglichen. In der Altersgruppe von Jugendlichen gelten abweichend von Erwachsenen andere Rahmenbedingungen, die eine Anpassung der gängigen störungsspezifischen Behandlungskonzepte einhergehend mit einem höheren Maß an pädagogischer Begleitung und Intervention erfordern und auf der „beruflichen" Seite der Rehabilitation oft einen Schulbesuch als Voraussetzung für eine berufliche Qualifikation und eine gelingende Teilhabe am Berufsleben notwendig machen.

Nach einer vorsichtigen Schätzung sind für eine frühzeitige Rehabilitation von Jugendlichen mit entsprechenden Erkrankungen 400 Rehabilitationsplätze als Untergrenze für eine flächendeckende Versorgung in Deutschland anzunehmen. Zurzeit ist mit vereinzelten Angeboten eine deutliche Unterversorgung dieses Personenkreises zu verzeichnen. Fehlbelegungen in Einrichtungen der Jugendhilfe sind die Folge und eher das regelhafte Geschehen als die Ausnahme trotz bestehender Rehabilitationsbedürftigkeit, Rehabilitationsfähigkeit und Rehabilitationsprognose.

www.ingramcontent.com/pod-product-compliance
Ingram Content Group UK Ltd.
Pitfield, Milton Keynes, MK11 3LW, UK
UKHW021828210426
5322IPUK00004B/77

9 783631 803936